临床护理操作解析与评分

崔景晶　王秀桂　高玉霞　主编

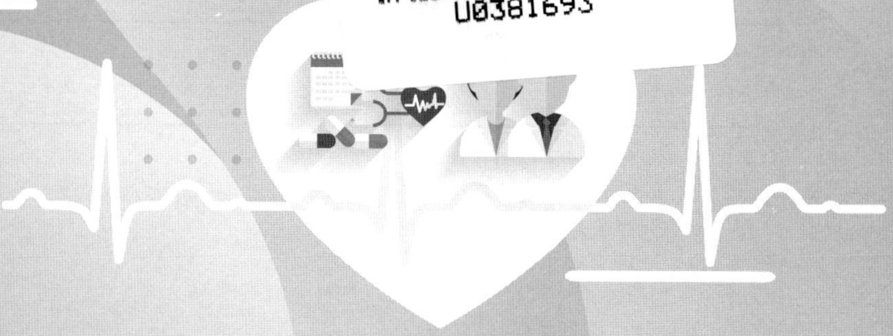

化学工业出版社
·北京·

内容简介

本书详细介绍了100多种临床常用护理操作，包括基础护理技术操作45项、内科技能操作11项、外科技能操作25项、妇产科技能操作13项、儿科技能操作5项、急诊科技能操作7项。用表格的形式将每项操作分解为操作流程、技术要点、常见错误三部分编写。本书内容实用、语言简洁，对临床护理操作考核和练习均有较强的指导性和参考价值。本书可作为护理培训、考核及护理人员练习护理操作的参考用书。

图书在版编目（CIP）数据

临床护理操作解析与评分 / 崔景晶，王秀桂，高玉霞主编. —北京：化学工业出版社，2022.12

ISBN 978-7-122-42250-7

Ⅰ. ①临… Ⅱ. ①崔…②王…③高… Ⅲ. ①护理学-技术操作规程 Ⅳ. ① R47-65

中国版本图书馆 CIP 数据核字（2022）第 177181 号

责任编辑：赵兰江　　装帧设计：张　辉

责任校对：李　爽

出版发行：化学工业出版社

（北京市东城区青年湖南街13号　邮政编码100011）

印　　刷：北京云浩印刷有限责任公司

装　　订：三河市振勇印装有限公司

850mm×1168mm　1/32　印张 $7^1/_2$　字数243千字

2023年4月北京第1版第1次印刷

购书咨询：010-64518888　　售后服务：010-64518899

网　　址：http://www.cip.com.cn

凡购买本书，如有缺损质量问题，本社销售中心负责调换。

定　　价：48.00元

编写人员名单

主　编	崔景晶	王秀桂	高玉霞		
副主编	乔令艳	张　芳	刘晓英	王茹钰	张　洁
编　者	马丽丽	王　芸	王　芳	王文娜	王秀桂
	王茹钰	丛维红	巩俊英	乔令艳	刘晓英
	李　敏	李伟华	张　芳	张　洁	张丽丽
	侯　芳	高玉霞	黄俊芝	崔景晶	

前言

FOREWORD

“病人无医，将陷于无望；病人无护，将陷于无助。”护理工作是医疗卫生事业的重要组成部分，承担着救死扶伤、保护生命、防治疾病、减轻痛苦的神圣职责。随着医学模式的转变、医疗技术的迅猛发展、护理理念的不断提升、优质护理的不断普及、护理服务的不断优化，对护理工作提出了更高的要求。

规范护士的操作行为是各级医院护理管理者关注的重点，护理技术操作水平是评价护士业务水平及医院护理服务质量的重要指标。为切实加强护理管理、规范护士行为、提高操作水平、保证护理质量、保障医疗安全、防范护理差错，我们组织相应领域的专家编写了本书。

本书全面系统地阐述了现代医院护理技术的操作标准、操作细节及常见错误，操作标准是贯穿整个操作的主线、操作细节是规范动作的精髓、常见错误是临床经验的总结，每项操作都分解为三部分编写。操作项目包括基础护理技术操作和专业技术操作，其中专业技术操作包括内科技能操作、外科技能操作、妇产科技能操作、儿科技能操作和急诊科技能操作等。

本书内容实用、形式新颖、语言简洁，侧重实用性和可操作性，具有广泛的适用性。可作为护理管理工作者培训和年轻护理人员练习操作的参考用书。编者衷心希望本书能为广大的护理人员在护理技能标准化训练中提供指导和帮助，同时书中如有不完善之处也诚望同行专家和广大读者批评指正。

编者

2022年7月

目 录

CONTENTS

第一章　基础护理技术操作

一、流动水洗手（六步洗手法）-------------------- 2
二、外科免冲洗手消毒 -------------------- 3
三、医用防护口罩使用技术 -------------------- 5
四、可复用隔离衣使用技术 -------------------- 7
五、穿脱防护服技术 -------------------- 9
六、生命体征监测技术 -------------------- 11
七、口腔护理技术 -------------------- 13
八、鼻饲技术 -------------------- 16
九、女患者会阴消毒技术 -------------------- 19
十、男患者会阴消毒技术 -------------------- 21
十一、女患者留置导尿技术 -------------------- 23
十二、男患者留置导尿技术 -------------------- 25
十三、大量不保留灌肠技术 -------------------- 28
十四、保留灌肠技术 -------------------- 30
十五、先天性巨结肠回流灌肠技术 -------------------- 32
十六、氧气筒氧气吸入技术（鼻导管法）-------------------- 34
十七、中心供氧氧气技术（鼻塞法）-------------------- 36
十八、氧气驱动雾化吸入疗法 -------------------- 38
十九、密闭式静脉输液技术 -------------------- 40
二十、密闭式静脉输血技术 -------------------- 42
二十一、静脉留置针技术 -------------------- 45
二十二、静脉采血技术 -------------------- 48
二十三、动脉血标本采集技术 -------------------- 51
二十四、静脉注射技术 -------------------- 53
二十五、静脉输液泵使用技术 -------------------- 55
二十六、微量注射泵使用技术 -------------------- 57
二十七、肌内注射技术 -------------------- 59
二十八、青霉素皮内试验技术 -------------------- 61
二十九、皮下注射技术 -------------------- 63

三十、冰毯及冰帽物理降温技术 ---------- 65
三十一、温水（乙醇）擦浴降温技术 ---------- 67
三十二、心电监护技术 ---------- 69
三十三、穿无菌手术衣 ---------- 71
三十四、铺无菌器械台 ---------- 72
三十五、轴线翻身法 ---------- 74
三十六、协助患者床上移至平车法 ---------- 75
三十七、轮椅运送法 ---------- 78
三十八、协助患者更换床单法 ---------- 80
三十九、协助患者移向床头法 ---------- 81
四十、协助患者翻身侧卧位法 ---------- 83
四十一、患者约束法 ---------- 85
四十二、痰标本采集法 ---------- 87
四十三、口咽拭子标本采集技术 ---------- 89
四十四、鼻咽拭子标本采集技术 ---------- 91
四十五、压疮护理技术 ---------- 94

第二章　专业技术操作

第一节 内科技能操作 —— 98

一、无创呼吸机应用技术 ---------- 98
二、有创呼吸机应用技术 ---------- 100
三、无创心排血量测量技术 ---------- 103
四、中心静脉压测量技术 ---------- 105
五、经鼻 / 口腔吸痰法 ---------- 107
六、经气管插管 / 气管切开吸痰法 ---------- 110
七、气管内套管消毒技术 ---------- 112
八、三腔二囊管置入法 ---------- 114
九、胰岛素笔注射法 ---------- 117
十、末梢血糖监测技术 ---------- 119
十一、结核菌素（PPD）试验技术 ---------- 120

第二节 外科技能操作 —— 122

一、经外周插管的中心静脉置管护理技术 ---------- 122
二、PICC 置管术（三项瓣膜式） ---------- 125
三、胃肠减压技术 ---------- 129

四、肠内营养技术 ------ 132
五、T管引流护理 ------ 135
六、造口护理技术 ------ 136
七、更换一次性引流袋技术 ------ 137
八、更换水封瓶底液技术 ------ 139
九、肢体功能锻炼 ------ 141
十、CPM机肢体功能锻炼技术 ------ 143
十一、烧伤整形科备皮法 ------ 145
十二、烧伤治疗仪照射法 ------ 146
十三、创面涂磺胺嘧啶银法 ------ 148
十四、更换无菌烧伤垫法 ------ 149
十五、破伤风抗毒素皮内注射技术 ------ 151
十六、肛管排气法 ------ 153
十七、坐浴法 ------ 155
十八、膀胱冲洗技术 ------ 156
十九、口腔冲洗术 ------ 158
二十、滴眼药技术 ------ 160
二十一、滴耳药技术 ------ 161
二十二、滴鼻药技术 ------ 163
二十三、鼻毛器的应用 ------ 165
二十四、高频电刀的应用 ------ 166
二十五、电动气压止血带的应用 ------ 168

第三节 妇产科技能操作 —— 170

一、产前检查法 ------ 170
二、听诊胎心音技术 ------ 174
三、阴道消毒技术 ------ 176
四、阴道冲洗技术 ------ 178
五、外阴湿热敷技术 ------ 180
六、母乳喂养技术 ------ 182
七、产后乳房护理技术 ------ 184
八、卡介苗接种技术 ------ 186
九、新生儿脐部护理技术 ------ 189
十、新生儿臀部护理技术 ------ 190
十一、新生儿游泳技术 ------ 193

十二、新生儿沐浴技术 195
十三、新生儿抚触技术 197

第四节 儿科技能操作 199

一、新生儿心肺复苏术 199
二、新生儿经气管插管吸痰术 203
三、早产儿暖箱的应用 206
四、新生儿蓝光照射 209
五、小儿头围测量技术 212

第五节 急诊科技能操作 213

一、心肺复苏基本生命支持技术 213
二、非同步心脏电复律术 215
三、电动洗胃技术 218
四、经口气管插管技术 221
五、简易人工呼吸器使用技术 223
六、便携式呼吸机使用技术 226
七、床旁心电图技术 229

第一章
基础护理技术操作

一、流动水洗手（六步洗手法）

操作流程		技术要点	常见错误
准备	个人准备（4分）	·仪表端庄，着装整洁，洗手，戴口罩	—
	物品准备（6分）	·流动水洗手设施、指甲刀、手消毒剂	—
评估	环境评估（5分）	·评估环境是否安静、整洁、宽敞	评估不全面
	局部评估（5分）	·检查手部皮肤有无破损、伤口，指甲下有无污垢	未检查手部皮肤情况
操作前	修剪整理（6分）	·修剪指甲，锉平甲缘，清除指甲下的污垢 ·挽起衣袖 ·摘除手表等所有手部饰物	未清除指甲下的污垢；未挽起衣袖；未摘除手部饰物
揉搓	湿手取液（6分）	·流动水冲洗双手 ·取适量手消毒剂，均匀涂抹双手至整个手掌、手背、手指和指缝	手消毒剂取量过少或过多；手消毒剂涂抹不均匀
	内（8分）	·掌心相对，手指并拢，相互揉搓	—
	外（8分）	·手心对手背沿指缝相互揉搓，交换进行	手心、手背分离，揉搓不充分；忘记交换进行
	夹（8分）	·掌心相对，双手交叉指缝相互揉搓	两手心分离，揉搓不充分
	弓（8分）	·弯曲手指使关节在另一手掌心旋转揉搓，交换进行	掌指关节未全部揉搓到位；忘记交换进行
	大（8分）	·右手握住左手大拇指旋转揉搓，交换进行	忘记交换进行
	立（8分）	·将五个手指尖并拢放在另一手掌心旋转揉搓，交换进行	指尖未立起；未滑动旋转；忘记交换进行

续表

操作流程		技术要点	常见错误
净手	冲净（5分）	·在流动水下彻底冲净双手	冲洗时水流过大溅湿衣裤；关闭水龙头时污染双手
	干燥（5分）	·使用干手纸巾擦干双手 ·可取适量护手液护肤	擦拭部位有遗漏
综合评价	整体素质（5分）	·操作熟练、动作敏捷、方法正确 ·认真揉搓双手至少15s，注意清洗双手所有皮肤，包括指背、指尖和指缝，具体揉搓步骤不分先后	—
	操作时间（5分）	·操作时间3min	—

二、外科免冲洗手消毒

操作流程		技术要点	常见错误
准备	个人准备（4分）	·仪表端庄，着装整洁，刷手衣下摆塞进裤腰，戴无菌帽子，洗手，戴口罩	—
	物品准备（6分）	·手消毒剂、外科手消毒剂、干手用品、指甲刀、外科洗手池、计时器	—
评估	环境评估（5分）	·评估环境是否安静、整洁、宽敞	评估不全面
	局部评估（5分）	·检查手臂及手部皮肤有无破损、伤口，指甲下有无污垢	未检查手臂、手部皮肤情况
操作前	修剪整理（5分）	·修剪指甲，长度应不超过指尖，锉平甲缘，清除指甲下的污垢 ·摘除手表等所有手部饰物 ·挽起衣袖至肩部	未清除指甲下的污垢；未摘除手部饰物；未挽起衣袖

续表

操作流程		技术要点	常见错误
操作中	清洗双手（12分）	·流动水打湿双手、前臂和上臂下1/3 ·取手消毒剂约3mL均匀涂抹双手，充分湿润 ·按“六步洗手法”正确顺序揉搓双手	打湿范围不够；双手湿润不充分；手消毒剂涂抹不均匀；揉搓动作、力度不标准；部位有遗漏
	清洗手臂（12分）	·再次取适量手消毒剂，环形揉搓左侧腕部、前臂、上臂下1/3 ·手消毒剂涂抹均匀、揉搓手法正确、力度适中 ·同法涂抹、揉搓右侧	揉搓范围不够；手消毒剂涂抹不均匀
	冲洗（8分）	·用流动水冲洗手及手臂，指尖向上，手的位置高于肘部，使水由手掌流向肘部 ·禁止水返流、溅湿衣裤、手臂在水中来回移动现象	手指尖未向上；手位置过低；冲洗不彻底；水反流污染；冲洗时水流过大；溅湿衣裤
	干手（8分）	·取干手用品依次擦干手、一侧前臂和上臂下1/3，避免来回擦拭、水迹未擦干、纸巾湿透未更换等情况 ·同法擦干另一侧	来回擦拭；水迹未擦干；纸巾湿透未更换
	消毒手臂（10分）	·取适量外科手消毒剂于一掌心，对侧指尖在消毒剂内浸泡大于5s ·均匀涂抹、揉搓对侧手、前臂直至上臂下1/3，确保通过环形运动环绕前臂和上臂下1/3，将手消毒剂完全覆盖皮肤区域，持续揉搓10～15s，直至消毒剂干燥 ·再取适量外科手消毒剂于另一掌心，按以上步骤涂抹、揉搓对侧	指尖未浸泡或浸泡时间不够；消毒剂涂抹欠均匀；消毒剂揉搓时间短或未揉搓至干燥

续表

操作流程		技术要点	常见错误
操作中	消毒双手（10分）	·取足量外科手消毒剂于手上，按“七步洗手法”正确顺序揉搓双手直至手腕，揉搓至消毒剂彻底干燥 ·七步洗手法：掌心相对，手指并拢，相互揉搓，掌心对手背沿指缝相互揉搓，交换进行。掌心相对，双手交叉沿指缝相互揉搓，弯曲手指使关节在另一手掌心旋转揉搓，交换进行。一手握另一手大拇指旋转揉搓，交换进行。将五个手指尖并拢在另一手掌心旋转揉搓，交换进行。一手握另一手腕部揉搓，交换进行 ·手消毒剂的取液量、揉搓时间及使用方法遵循产品的使用说明	揉搓步骤不全；忘记交换进行；揉搓动作不到位；未揉搓至消毒剂彻底干燥
操作后	体位保持（5分）	·完成外科手消毒操作后，双臂保持曲肘放于胸前，双手位于肩部以下，腰部以上位置。准备穿无菌手术衣，戴无菌手套，进行手术	未保持有效体位；有污染风险
综合评价	整体素质（5分）	·操作熟练、动作敏捷、方法正确 ·无菌观念强	—
	操作时间（5分）	·操作时间5min	—

三、医用防护口罩使用技术

操作流程		技术要点	常见错误
准备	个人准备（4分）	·仪表端庄，穿工作服，着装整洁，洗手，戴口罩	—
	物品准备（6分）	·医用防护口罩、手消毒剂、医用垃圾桶	—

续表

操作流程		技术要点	常见错误
评估	环境评估（5分）	·评估环境是否位于清洁区，安静、整洁、宽敞	评估不全面
	防护评估（5分）	·根据病情选择合适的防护级别，能与同级别防护用品配合使用	防护级别判断错误；防护过度
操作前	手部卫生（5分）	·按“六步洗手法”的正确顺序洗手	动作不规范；步骤有遗漏
	选择型号（5分）	·准确选择适合佩戴人员的口罩型号	—
戴口罩	戴上口罩（10分）	·一手托住防护口罩，有鼻夹的一面向外。将防护口罩罩住鼻、口及下巴，鼻夹部位向上紧贴面部 ·用另一只手将下方系带拉过头顶，放在颈后双耳下 ·再将上方系带拉至头顶中部	托口罩的手未插入口罩与系带之间；口罩上、下颠倒；口罩未遮盖完全，未紧贴面部；未先戴下方系带；系带钩挂位置偏低
	鼻夹塑形（10分）	·将双手指尖放在金属鼻夹上，从中间位置开始，用手指向内按鼻夹，并分别向两侧移动和按压，根据鼻梁的形状塑造鼻夹	单手塑鼻夹；按压点有间隔；鼻夹塑形不理想
	密合检查（5分）	·进行密合性试验（将双手完全盖住防护口罩，快速的呼气，若鼻夹附近有漏气应调整鼻夹，若漏气位于四周，应调整到不漏气为止）	未吸气查看口罩凹陷情况；未检查出存在的密合缺陷
	避免污染（5分）	·在戴口罩过程中，双手不接触面部任何部位	存在手触面部的小动作
摘口罩	手部卫生（5分）	·按“六步洗手法”的正确顺序洗手	动作不规范；步骤有遗漏
	摘下口罩（15分）	·先将下方系带自颈后双耳下至头顶拉下 ·再将上方系带拉下。不要接触口罩前面（污染面）	先摘上方系带；两系带一起摘下；手碰触污染面造成二次污染；在医用垃圾桶上方位置摘口罩增加呼吸道暴露风险

续表

操作流程		技术要点	常见错误
摘口罩	医废处置（5分）	·用手指捏住口罩的系带丢至医用垃圾桶内	丢弃时手进入医用垃圾桶内
	手部卫生（5分）	·按“六步洗手法”的正确顺序洗手	动作不规范；步骤有遗漏
综合评价	整体素质（5分）	·操作熟练、动作敏捷、方法正确 ·熟悉医用防护口罩结构、性能	—
	操作时间（5分）	·操作时间3min	—

四、可复用隔离衣使用技术

操作流程		技术要点	常见错误
准备	个人准备（5分）	·仪表端庄，着装整洁，洗手，戴口罩，一次性帽子	口罩佩戴不规范；头发外露
	物品准备（5分）	·可复用隔离衣、悬挂支架、夹子、手消毒剂	隔离衣大小型号与操作者不符
评估	环境评估（5分）	·评估环境位于清洁区、污染区（清洁区隔离衣清洁内面向外悬挂放置，污染区隔离衣污染外面向外悬挂放置），安静、整洁、宽敞	评估不全面
穿戴	穿前准备（2分）	·取下手表等饰物、卷袖过肘 ·按“六步洗手法”的正确顺序洗手	手卫生动作不规范；步骤有遗漏
	用物检查（5分）	·查看隔离衣型号是否合适 ·检查完整性，是否有破损，如有立即更换	评估不全面
	穿戴步骤（15分）	·隔离衣内面向外悬挂于支架上 ·拿住隔离衣领下位置，捏开夹子，拿取隔离衣 ·右手提衣领，左手伸入袖内，右手将衣领向右拉，使左手露出，同法穿好右侧衣袖	

续表

操作流程		技术要点	常见错误
穿戴	穿戴步骤（15分）	·手禁止碰触隔离衣外侧面 ·两手持衣领，由领子中央顺着边缘向后系上领部系带，双肘部尽量外展，不污染头部 ·扎好袖口 ·松开腰带活结，系带禁止触地或接触下摆内面 ·将隔离衣一边渐向前拉，见到边缘捏住。同法捏住另一侧边缘 ·双手在背后将衣边对齐，向一侧折叠，一手按住折叠处，另一手将腰带拉至背后折叠处，将腰带在背后交叉，回到前面将带子系好 ·双手置胸前。手禁止碰触隔离衣内侧面	因拿取方法不当污染隔离衣内面；袖口、衣袖、系带触及清洁部位，造成污染；衣边未对齐；折叠处松散；系带过松；后背闭合不良，暴露区域过大；双手位置高于肩或低于腰水平
脱摘	手部卫生（2分）	·按“六步洗手法”的正确顺序洗手	手卫生动作不规范；步骤有遗漏
	脱摘步骤（10分）	·解开腰带，在前面打一活结，解开袖带，塞入袖袢内，充分暴露双手及前臂 ·手消毒剂消毒双手及前臂 ·解开领部系带，右手捏住左袖口内侧面，拉下袖子过手，用遮盖着的左手握住隔离衣右袖口外侧面，将右侧袖子拉下，双手轮换逐渐从袖管中退出，脱下隔离衣 ·左手捏住肩缝，右手将隔离衣两边对齐，最后对齐衣领	腰带未打结、活结脱落、打死结、触地；操作顺序颠倒
整理	悬挂备用（3分）	·如果悬挂污染区外，则污染面向里，污染面向外悬挂污染区 ·根据环境，选择正确悬挂方式 ·一手捏开夹子，一手拿住折叠好的隔离衣领下部，自领部折叠侧，夹好夹子 ·不再使用时，将脱下的隔离衣，污染面向内，卷成包裹状，丢至医疗废物容器内或放入回收袋中 ·进入清洁区	步骤有遗漏、有二次污染

续表

操作流程		技术要点	常见错误
综合评价	整体素质（5分）	·操作熟练、动作敏捷、方法正确，符合穿脱隔离衣的操作原则要求，自我保护意识强 ·熟悉隔离衣性能	—
	操作时间（5分）	·操作时间4min	—

五、穿脱防护服技术

操作流程		技术要点	常见错误
准备	个人准备（5分）	·仪表端庄，着装整洁，洗手，戴口罩，一次性帽子	口罩佩戴欠规范；口罩戴在一次性帽子外面；头发外露
	物品准备（5分）	·连体防护服（2件）、手消毒剂、医用垃圾桶 ·必要时备座椅、全身镜	防护服大小型号与操作者不符
评估	环境评估（5分）	·评估环境是否位于清洁区，安静、整洁、宽敞	评估不全面
清洁区穿戴间	手部卫生（2分）	·按“六步洗手法”的正确顺序洗手	动作不规范；步骤有遗漏（以下相同）
	用物检查（5分）	·查看防护服型号是否合适 ·查看有效期 ·检查完整性，是否有破损，如有立即更换	评估不全面
	穿前准备（5分）	·打开防护服后，将拉链拉至合适位置。左右手握住左右袖口的同时，抓住防护服腰部的拉链开口处	帽子和袖子未抓牢、脱落、触地、污染
	穿戴步骤（15分）	·先穿下肢，后穿上肢 ·然后将拉链拉至胸部，再将防护帽扣至头部 ·将拉链完全拉上后，密封拉链口 ·对镜子检查防护服密合性，有无暴露	未分清衣袖和裤腿，腿穿入衣袖；穿戴完毕拉链未完全拉到顶端；密封条忘记密封或密封不严密；未检查穿戴后密合效果

续表

操作流程		技术要点	常见错误
清洁区穿戴间	查延展性（3分）	·直立，做双臂上举、外展至最大程度动作；双臂拥抱自己并下蹲动作 ·感受防护服的舒适度，判断是否会影响后续诊疗操作	因型号选择不当尤其型号小，造成腕部暴露；延展性差，影响后续操作
污染区	入区工作	·防止防护服破损	—
	出区离开	·按“六步洗手法”的正确顺序洗手	—
一脱间	解开前襟（10分）	·按“六步洗手法”的正确顺序洗手 ·揭开密封胶条，由上向下逐渐揭开前襟的密封胶条，动作不宜过重，避免防护服破损，双手不应触及面部皮肤 ·一手捏住前襟领口，另一手将拉链拉到底	因暴力揭密封胶条；导致防护服破损；污染内层衣物；手触碰防护服内侧
	暴露头部（5分）	·向上提拉帽子，使帽子脱离头部（帽子内面向外翻转，避免污染头部）	内层一次性帽子脱落
	向外下卷（15分）	·脱袖子，由上向下边脱边卷，内侧面向外翻卷，直到卷至脚腕	操作规程污染内层衣物
	全部脱下（10分）	·双脚依次从防护服中撤出，防护服全部脱下后放入医用垃圾桶 ·双手不能触及防护服外面，应无二次污染 ·按“六步洗手法”的正确顺序洗手	脱下时站立不稳，造成污染；丢弃时，手进入医用垃圾桶内；丢弃动作暴力，形成气溶胶扩散
二脱间	安全通过（3分）	·按“六步洗手法”的正确顺序洗手 ·依次脱鞋套、摘手套、手卫生、摘帽子、摘医用防护口罩、手卫生、更换医用外科口罩 ·进入清洁区	步骤有遗漏，有二次污染

续表

操作流程		技术要点	常见错误
清洁区	安全离开（2分）	·进行必要个人清洁，戴医用外科口罩离开	—
综合评价	整体素质（5分）	·操作熟练、动作敏捷、方法正确、力度适中 ·熟悉防护服性能	—
	操作时间（5分）	·操作时间6min	—

六、生命体征监测技术

操作流程		技术要点	常见错误
准备	个人准备（5分）	·仪表端庄，着装整洁，洗手，戴口罩	口罩佩戴不规范
	物品准备（5分）	·体温计盒2个（一个盛放已消毒的体温计，另一个盛放测温后的体温计）、弯盘、血压表、听诊器、纱布2块、垫巾、记录单、笔、带有秒针的表、手消毒剂、医用垃圾桶 ·必要时备滑润剂	用物准备不全
评估	病情评估（5分）	·携用物至床旁，核对患者床号、姓名、腕带信息 ·评估患者病情、意识状态、活动能力及配合程度，如有进食、剧烈运动等应当推迟30min测量	未核对；对病情了解不详细
	沟通解释（5分）	·根据病情向患者或家属做好解释，告知患者监测生命体征的目的、方法及注意事项，以取得配合	解释不到位
	仪器性能（5分）	·检查并擦干体温计，使体温计刻度在35℃以下；检查听诊器、血压计性能是否良好	未检查体温计、听诊器及血压计性能

续表

操作流程		技术要点	常见错误
测体温	舒适卧位（2分）	·按“六步洗手法”的正确顺序洗手，协助患者取舒适卧位，解衣扣，擦干腋下	未协助患者取舒适卧位
	放体温计（6分）	·正确放置体温计，将体温表水银端置于对侧腋窝正中，紧贴皮肤，屈臂过胸，嘱患者夹紧体温表，勿移动，防止滑落，测量5～10min ·必要时托扶患者手臂	患者姿势不正确；测量时间不够
测脉搏	舒适卧位（2分）	·嘱患者近侧手臂放松，掌心向上，置于床上稍外展	未嘱患者放松
	准确测量（6分）	·以食指、中指、无名指的指腹端按压桡动脉，按压力量适中，以能清楚测得脉搏搏动为宜，正常脉搏测量30s，测量后告知患者数值 ·脉搏不规则者，测量1min ·脉搏短绌者，两人同时测量，一人听心率，一人测脉搏，测量1min ·患者紧张、剧烈运动、哭闹，等稳定后再测量	测量数值不准确；异常脉搏测量时间不够1min；用拇指指腹按压桡动脉测量脉搏；测量结果未告知患者
测呼吸	测量呼吸（7分）	·食指、中指、无名指的指腹轻按桡动脉处，观察患者胸腹部起伏，一起一伏为1次呼吸，测量30s，测量后告知患者数值 ·呼吸不规则者，测量1min ·若患者紧张、剧烈运动、哭闹，等稳定后再测量 ·危重患者呼吸不易观察时，用少许棉絮置于患者鼻孔前，观察棉花吹动情况，计数1min	测量数值、手法不准确；测量结果未告知患者
测血压	正确摆位（5分）	·协助患者卷袖，露臂，伸直肘部，手掌向上外展，若患者袖带过紧影响血流，应脱袖测量 ·将手臂肱动脉处与心脏保持同一水平。坐位：平第四肋；卧位：平腋中线	肱动脉与心脏不在同一水平

续表

操作流程		技术要点	常见错误
测血压	测量血压（25分）	·垂直放稳血压表，驱尽袖带内空气，平整缠于上臂中部，松紧以容一指为宜，袖带下缘距肘窝2～3cm，打开水银槽开关，视线与血压表刻度平行 ·戴好听诊器，一手固定听诊器胸件于肱动脉搏动最明显处 ·另一手关气门，充气至肱动脉搏动音消失，再使其上升20～30mmHg，然后缓慢放气，每秒钟不超过4mmHg，准确测量收缩压、舒张压的数值，读数时视线保持与水银柱凹面同一水平 ·测量完毕，撤去袖带，驱尽袖带内空气，关闭气门，倾斜血压表45°，使水银全部进入水银槽后，关闭开关	袖带太松或太紧；听诊器塞进袖带以下；充气过猛；放气太快或太慢；测量数值不准确
取表	取表读数（6分）	·5～10min后取出体温表，准确读数，告知患者 ·体温计用后用纱布擦拭，放于体温计盒中，消毒，备用	读数不准确；体温计处理不正确
测量后	整理记录（6分）	·根据测量结果向患者做好解释，协助患者取舒适卧位，整理床单位 ·整理用物，洗手，记录	患者卧位不适；未洗手；未记录
综合评价	整体素质（6分）	·操作熟练，沟通有效，注重人文关怀	—
	操作时间（4分）	·操作时间10min	—

七、口腔护理技术

操作流程		技术要点	常见错误
准备	个人准备（4分）	·仪表端庄，着装整洁，洗手，戴口罩	口罩佩戴有缝隙

续表

操作流程		技术要点	常见错误
准备	物品准备（6分）	·治疗盘、口腔护理包（内有治疗碗或弯盘盛棉球、弯盘、弯止管钳2把、压舌板）、水杯（内盛漱口溶液）、无菌棉签、石蜡油、弯盘、手电筒、纱布数块、治疗巾、吸管、手消毒剂，根据患者病情选择口腔护理液 ·必要时备开口器	口腔护理液选择不妥当
评估	病情评估（5分）	·携用物至床旁，查对床号、姓名、腕带信息 ·评估患者病情、意识、心理状况、自理能力、配合程度，了解患者手术方式及饮食要求	评估不全面
	沟通解释（5分）	·根据病情向患者或家属做好解释，以取得患者或家属理解与配合	解释不到位
	局部评估（5分）	·评估患者有无假牙，口、鼻腔皮肤及黏膜有无损伤、炎症或者其他情况	未评估口、鼻腔黏膜
清洁前	检查口腔（10分）	·取治疗巾围于颌下，取弯盘置于口角旁，用无菌棉签湿润口唇 ·取手电筒检查口腔黏膜有无出血、溃疡及活动性义齿，观察舌苔变化 ·协助患者漱口（昏迷患者禁止漱口），擦干	未观察口腔黏膜情况
	准备患者（10分）	·操作者清点棉球（报数） ·双手协助患者取平卧或侧卧位，头偏向一侧，面向护士 ·力度适宜	未主动协助患者；动作生硬
清洁	清洁顺序（30分）	·取治疗碗置于治疗巾上，夹取棉球，拧干	棉球过湿；止血钳触碰牙齿，损伤牙龈；清洁不彻底

续表

操作流程		技术要点	常见错误
清洁	清洁顺序（30分）	·擦口唇，嘱患者咬合上下齿，用压舌板撑开左侧颊部，由内向外擦拭外侧面至门齿，同法擦拭右外侧面 ·嘱患者张开上下齿，按顺序由内向外擦拭左上内侧面、左上咬合面、左下内侧面、左下咬合面，弧形擦洗左侧颊部，同法擦洗右侧牙齿 ·最后擦拭硬腭部、舌面及舌下（勿触及咽部，以免引起恶心） ·撤去治疗碗	棉球过湿；止血钳触碰牙齿，损伤牙龈；清洁不彻底
清洁后	安置患者（5分）	·擦拭完毕，清点棉球，协助清醒患者用漱口水漱口，擦净口周及口唇，撤去弯盘 ·用手电筒再次检查口腔是否擦拭干净，有无棉球遗留 ·口唇干裂者酌情涂石蜡油；有口腔溃疡者局部涂口腔溃疡膏 ·协助患者取舒适卧位	未清点棉球数量；未检查口腔；未对症处理
	整理用物（5分）	·整理床单位 ·用物分类正确处理	用物未分类处理
	洗手记录（5分）	·取手消毒剂，按“六步洗手法”的正确顺序洗手 ·记录执行时间	洗手顺序颠倒
综合评价	整体素质（5分）	·操作熟练、规范，动作轻柔，注重人文关怀 ·清洁彻底、有效	—
	操作时间（5分）	·操作时间5min	—

八、鼻饲技术

操作流程		技术要点	常见错误
准备	个人准备（4分）	·仪表端庄，着装整洁，洗手，戴口罩	口罩佩戴不规范
	物品准备（6分）	·治疗盘、治疗碗2个（一碗内放纱布3块、涂有无菌石蜡油的纱布1块、压舌板、镊子，另一碗内放温开水）、鼻饲饮食（200mL，温度38～40℃）、一次性治疗巾2块、胃管、50mL注射器2个、无菌手套、一次性手套、无菌棉签、水温计、弯盘、鼻胃管标识贴、胶布、安全别针、皮筋、听诊器、手电筒、治疗卡、剪刀、手消毒剂、锐器盒、医用垃圾桶 ·必要时备营养泵及营养管路	用物准备不全
评估	病情评估（5分）	·携用物至床旁，核对医嘱及患者床号、姓名、腕带信息 ·评估了解患者病情、意识状态、插管经历及合作程度，倾听患者的需要和反应	核对不全；对病情了解不详细，沟通不到位
	沟通解释（5分）	·根据病情向患者或家属做好解释，告知患者鼻饲可以满足机体营养需求，提高抵抗力，保护胃肠道功能，以取得配合	解释不到位
	局部情况（5分）	·评估患者的鼻腔是否通畅，有无充血水肿、鼻中隔偏曲	未评估鼻腔情况
鼻饲前	备鼻饲液（5分）	·按“六步洗手法”的正确顺序洗手，准备200mL鼻饲液，温度38～40℃	未测量鼻饲液温度
	准备患者（5分）	·协助患者取舒适卧位，备胶布，铺治疗巾，放置弯盘，清洁鼻腔	未备胶布

续表

操作流程		技术要点	常见错误
鼻饲前	检查胃管（5分）	·根据患者情况选择合适的胃管，检查胃管及注射器的有效期及包装有无破损，打开注射器测试通畅后备用 ·打开胃管包装，戴无菌手套，检查胃管是否通畅，用石蜡油纱布润滑胃管前端 ·测量前额发际至胸骨剑突或耳垂经鼻尖到胸骨剑突的距离，作为置入长度，并做好标记。一般成人长度为45～55cm	测量插管长度不准确；胃管未试通畅
鼻饲	插入胃管（10分）	·再次核对医嘱及患者床号、姓名、腕带信息 ·一手托住胃管，另一手持镊子夹住胃管前端（5～6cm），沿一侧鼻孔缓缓插入，至咽喉部（14～16cm）时，嘱患者做吞咽动作，边插边指导，迅速将胃管插入 ·插至所测量的长度，用压舌板检查胃管是否盘在口腔内 ·在插入过程中，如患者有恶心感觉，应暂停片刻，嘱深呼吸或做吞咽动作，随后迅速插入，如插入不畅，应检查胃管是否盘在口中，如发现患者呛咳、呼吸困难、发绀等，应立即拔出，安慰患者，休息片刻后再插。昏迷患者插胃管前，应将患者头部后仰，当胃管插入15cm即会厌部时，左手将患者头部托起，使下颌靠近胸骨柄	插管动作欠轻柔；未指导患者做吞咽动作；未检查胃管是否盘在口腔内
	验证胃管（10分）	·验证方法有三种，一是用50mL注射器回抽胃液，如果抽出胃液说明胃管在胃内，如果抽不出换用其他方法验证	验证方法应用不当；未及时固定胃管

续表

操作流程		技术要点	常见错误
鼻饲	验证胃管（10分）	·二是将胃管末端放入水中，如果无气泡冒出说明在胃内，如果有气泡冒出说明在气管内，应立即拔出，休息片刻再插 ·三是用 50mL 注射器抽吸 10mL 空气从胃管内快速注入，注入的同时用听诊器在左上腹听诊，如果听到气过水声，说明在胃内，如果没听到，应立即拔出，休息片刻再插 ·固定胃管	验证方法应用不当；未及时固定胃管
	鼻饲方法（10分）	·一手托胃管，另一手用注射器抽吸检查胃内有无潴留液 ·先注入 20mL 温开水，再缓缓注入流质饮食，操作中注意观察患者的反应，鼻饲量不超过 200mL，注食完毕再注入 20mL 温开水 ·将胃管末端抬高并关闭，用纱布包好，皮筋夹紧，别针固定胃管于患者枕旁或衣服上，撤治疗巾，脱手套，再次核对医嘱及患者，询问患者感受并告知注意事项，协助患者取舒适体位 ·整理床单位及用物，洗手后记录 ·鼻饲期间，询问患者有无腹胀及腹部不适的感觉，检查胃管长度及固定情况，每次鼻饲均需验证胃管是否在胃内（口述）	注入速度过快；鼻饲前未检查有无胃潴留；注食之前后未用温开水冲洗
	拔出胃管（5分）	·核对医嘱及患者，向患者解释，并取得配合 ·铺一次性治疗巾，揭去胶布，戴一次性手套，将胃管末端反折并缠绕在左手上，右手用纱布包裹近鼻孔处的胃管，边拔边用纱布擦胃管，拔至咽喉处时嘱患者屏气，迅速拔出，以免液体滴入气管 ·拔出后将胃管置于医用垃圾桶中，清洁患者口、鼻、面部，擦净胶布痕迹，撤去治疗巾 ·询问患者的感受并进行饮食指导	拔至咽喉处时未嘱患者屏气

续表

操作流程		技术要点	常见错误
鼻饲后	安置患者（5分）	·协助清醒患者漱口，协助患者取舒适卧位，寒冷天气注意保暖	未协助患者漱口；患者卧位不舒适
	整理用物（5分）	·整理病床单位，垃圾分类处理	垃圾未分类处理
	洗手记录（5分）	·取手消毒剂，按“六步洗手法”的正确顺序洗手并记录 ·在标签纸上记录胃管插入长度、时间、操作者，贴于胃管末端	洗手顺序颠倒；未标记时间、插入长度
综合评价	整体素质（5分）	·动作迅速、准确、有效，爱伤观念强	—
	操作时间（5分）	·操作时间10min	—

九、女患者会阴消毒技术

操作流程		技术要点	常见错误
准备	个人准备（3分）	·仪表端庄，着装整洁，洗手，戴口罩	口罩佩戴不规范
	物品准备（5分）	·治疗盘、会阴清洁包、浴巾、一次性治疗巾、弯盘、表、笔、执行单、手消毒剂、医用垃圾桶	用物准备不全
	环境准备（2分）	·病室安静、整洁、舒适、安全，用屏风遮挡患者	未用屏风遮挡患者
评估	病情评估（5分）	·携用物至床旁，核对医嘱及患者床号、姓名、腕带信息 ·评估患者病情、意识及合作程度	未核对；对病情了解不详细
	沟通解释（5分）	·向患者及家属解释会阴消毒的方法、目的及意义，取得配合，关闭门窗	未沟通解释；未关闭门窗

续表

操作流程		技术要点	常见错误
评估	局部评估（5分）	·检查患者会阴清洁度及局部皮肤情况，观察患者会阴切口及有无留置尿管 ·病情允许者指导排空膀胱	未仔细评估患者会阴部情况
消毒前	患者准备（4分）	·按“六步洗手法”的正确顺序洗手，再次核对医嘱及患者 ·操作者站在患者右侧，使其平卧，协助患者在被内脱下对侧裤子盖住近侧下肢，气温低时可加盖浴巾，上身及对侧腿用被单盖好	未再次核对
	正确体位（6分）	·协助患者取双腿屈膝外展位或膀胱截石位，暴露患者会阴部	会阴暴露不充分
消毒中	消毒会阴（50分）	·臀下垫一次性治疗巾，检查并打开一次性会阴清洁包，置于两腿之间，戴一次性手套，取其中一弯盘放于会阴处，将碘伏棉球置于另一弯盘内 ·左手持镊子夹取碘伏棉球交于右手镊子进行擦洗，左右手镊子不可碰触 ·第一遍由外向内，自上而下，现对侧后近侧，按照大腿内上1/3，阴阜、大阴唇、小阴唇、会阴及肛门的顺序擦洗，初步擦净污垢、分泌物和血迹等 ·第二遍由内向外，自上而下，先对侧后近侧，每擦洗一个部位更换一个棉球，以防止伤口/尿道口/阴道口被污染，擦洗时注意最后擦洗肛门 ·有会阴切口者，另取棉球擦拭切口处	擦洗顺序不对；擦洗不轻巧；擦洗范围过小
消毒后	安置患者（5分）	·擦洗完毕，脱手套，撤去会阴清洁包及治疗巾，为患者换清洁卫生垫，协助患者穿好衣服，取合适卧位 ·再次核对医嘱及患者，告知患者注意事项	未关爱指导患者

续表

操作流程		技术要点	常见错误
消毒后	整理用物（3分）	·整理床单位，垃圾分类处理	未分类处理用物；未整理床单位
	洗手记录（2分）	·取手消毒剂，按“六步洗手法”的正确顺序洗手，记录签字 ·详细记录会阴分泌物的量、颜色、气味	洗手顺序颠倒；记录不详细
综合评价	整体素质（5分）	·操作熟练、规范，动作轻巧；严格无菌操作；外阴清洁；沟通有效，注重人文关怀	—
	操作时间（5分）	·操作时间5min	—

十、男患者会阴消毒技术

操作流程		技术要点	常见错误
准备	个人准备（4分）	·仪表端庄，着装整洁，洗手，戴口罩	口罩佩戴有缝隙
	物品准备（6分）	·治疗盘、会阴清洁包、一次性垫巾、弯盘、手消毒剂、执行单、笔	物品准备不全
评估	病情评估（5分）	·携用物至床旁，查对床号、姓名、腕带信息 ·评估患者病情、意识、合作程度	未核对；评估不到位
	沟通解释（5分）	·告知患者会阴消毒的目的、方法、注意事项和配合要点，请无关人员离开，关闭门窗，为患者遮挡（为异性操作时需有第三人在场）	解释不到位或不解释；未注意保护患者隐私
	局部评估（5分）	·评估患者膀胱充盈度、有无留置尿管及会阴清洁情况	未评估膀胱充盈度及会阴清洁情况

续表

操作流程		技术要点	常见错误
消毒前	准备患者（10分）	·协助患者取仰卧位，双腿稍外展，暴露会阴 ·操作者站于患者右侧，协助脱去对侧裤腿盖在近侧腿上 ·气温低时可加盖浴巾，上身及对侧腿上用盖被盖好	未给患者保暖；暴露会阴不彻底
	铺治疗巾（10分）	·取一次性治疗巾铺于患者臀下 ·将会阴清洁包打开放于患者两腿间	未铺一次性治疗巾，床单被污染
消毒	初步消毒（15分）	·操作者戴上手套，打开一包碘伏棉球倒入弯盘，另一弯盘置近外阴处 ·左手用纱布裹住阴茎并提起将包皮后推，以暴露尿道口 ·右手持镊子夹碘伏棉球自尿道口向外擦拭消毒，消毒顺序为尿道口→龟头→冠状沟→阴茎→尿管，每个棉球限用一次，消毒后棉球纱布放于弯盘内，原则由内向外，自上而下	消毒顺序不正确
	再次消毒（15分）	·打开另一包碘伏棉球倒入弯盘，更换镊子进行第二遍消毒，顺序同第一遍，最后再消毒一遍尿道口 ·双手用纱布将包皮回推使其包裹龟头	消毒顺序不正确
消毒后	安置患者（5分）	·用治疗巾包裹用物一并撤去，置于治疗车下层 ·脱手套，协助患者穿上裤子或盖好被子，取舒适卧位 ·向患者及家属交代注意事项	患者卧位不舒适；未交代注意事项
	整理用物（5分）	·整理床单位，用物分类正确处理，撤去屏风	未整理病床单位；未撤去屏风
	洗手记录（5分）	·取手消毒剂，按“六步洗手法”的正确顺序洗手 ·记录执行时间及局部黏膜情况	洗手顺序颠倒；未记录

续表

操作流程		技术要点	常见错误
综合评价	整体素质（5分）	·操作熟练、规范；注重人文关怀；保护患者隐私	—
	操作时间（5分）	·操作时间 10min	—

十一、女患者留置导尿技术

操作流程		技术要点	常见错误
准备	个人准备（4分）	·仪表端庄，着装整洁，洗手，戴口罩	口罩佩戴有缝隙
	物品准备（6分）	·治疗盘、无菌导尿包（内有弯盘2个、无菌镊子3把、导尿管、引流袋、洞巾、0.5%碘伏棉球14～15个、无菌石蜡油溶液、无菌手套、无菌纱布、无菌标本瓶、一次性垫巾）、手消毒剂、记录单、笔	—
评估	病情评估（5分）	·携用物至床旁，查对床号、姓名、腕带信息 ·评估患者病情、意识、合作程度	未核对；评估不到位
	沟通解释（5分）	·告知患者有关导尿术的目的、方法、注意事项和配合要点，请无关人员离开，关闭门窗，为患者遮挡（为异性操作时需有第三人在场）	解释不到位或不解释；未注意保护患者隐私
	局部评估（5分）	·评估患者膀胱充盈度及会阴清洁情况	未评估膀胱充盈度及会阴清洁情况
导尿前	准备患者（5分）	·协助患者取仰卧位，双腿稍外展，暴露会阴 ·操作者站于患者右侧，协助脱去对侧裤腿盖在近侧腿上 ·气温低时可加盖浴巾，上身及对侧腿上用盖被盖好	未给患者保暖，暴露会阴不彻底

续表

操作流程		技术要点	常见错误
导尿前	铺治疗巾（5 分）	·取一次性治疗巾铺于患者臀下 ·在治疗车上打开导尿包，将初消毒包放于患者两腿间，将一次性弯盘，置于近外阴处	未铺一次性治疗巾，床单被污染
导尿	消毒顺序（20 分）	·左手戴一次性手套，右手持镊子夹碘伏棉球，按顺序初次消毒：阴阜、大阴唇、小阴唇及尿道口到肛门（由外到内，由上到下擦洗），每个棉球只用一次，撤掉治疗碗和弯盘 ·检查无菌包，将导尿包置于患者双腿之间，打开，戴无菌手套，铺洞巾，检查尿管水囊是否漏气，尿管末端接无菌尿袋，用石蜡油棉球润滑尿管前端。弯盘置于会阴处，左手分开大、小阴唇，用碘伏棉球由尿道口、双侧小阴唇、尿道口，由上到下，由外到内进行再次消毒，每个棉球只用一次	消毒顺序不正确；无菌观念差；未检查尿管水囊是否漏气
	插入尿管（20 分）	·左手拇指及食指分开小阴唇，充分暴露尿道口，嘱患者深呼吸，右手用镊子持导尿管轻轻插入 4 ～ 6cm，见尿后再插入 7 ～ 10cm，将 5 ～ 10mL 生理盐水注入气囊，轻轻向外牵拉导尿管，感觉有阻力后再将导尿管送入少许 ·注意询问患者的感受，观察尿液流出情况，将尿管外端接引流袋，固定于床旁低于患者膀胱位置	动作不轻柔；未询问患者情况；尿袋位置高于膀胱水平
导尿后	安置患者（5 分）	·撤去用物，协助患者取舒适的卧位，寒冷天气注意保暖 ·告知患者导尿管对局部造成刺激，引起排尿反射，会导致不适，适应后缓解 ·向患者及家属交代注意事项	未协助患者取舒适卧位；未向患者解释

续表

操作流程		技术要点	常见错误
导尿后	整理用物（5分）	·整理床单位，用物分类正确处理	未整理床单位
	洗手记录（5分）	·取手消毒剂，按“六步洗手法”的正确顺序洗手 ·注明置尿管的日期、时间，贴于尿管和尿袋上 ·记录导尿时间、导出尿液的量及颜色	洗手顺序颠倒；未记录
综合评价	整体素质（5分）	·操作熟练，动作轻巧，步骤正确 ·沟通有效，注重人文关怀 ·无菌观念强	—
	操作时间（5分）	·操作时间10min	—

十二、男患者留置导尿技术

操作流程		技术要点	常见错误
准备	个人准备（4分）	·仪表端庄，着装整洁，洗手，戴口罩	口罩佩戴有缝隙
	物品准备（6分）	·一次性治疗巾、无菌导尿包（内有弯盘2个、无菌镊子3把、导尿管、引流袋、洞巾、0.5%碘伏棉球14～15个、无菌石蜡油溶液、无菌手套、无菌纱布、无菌标本瓶、一次性垫巾）、手消毒剂、记录单、笔	—
评估	病情评估（5分）	·携用物至床旁，查对床号、姓名、腕带信息 ·评估患者病情、意识、合作程度	未核对；评估不到位
	沟通解释（5分）	·告知患者有关导尿术的目的、方法、注意事项和配合要点，请无关人员离开，关闭门窗，为患者遮挡（为异性操作时需有第三人在场）	解释的不到位或不解释；未注意保护患者隐私

续表

操作流程		技术要点	常见错误
评估	局部评估（5分）	·评估患者膀胱充盈度及会阴清洁情况	未评估膀胱充盈度及会阴清洁情况
导尿前	准备患者（5分）	·协助患者取仰卧位，双腿稍外展，暴露会阴 ·操作者站于患者右侧，协助脱去对侧裤腿盖在近侧腿上，气温低时可加盖浴巾，上身及对侧腿上用盖被盖好	未给患者保暖；暴露会阴不彻底
	铺治疗巾（5分）	·取一次性治疗巾铺于患者臀下 ·在治疗车上打开导尿包，将初消毒包放于患者两腿间，将一次性弯盘，置于近外阴处	未铺一次性治疗巾；床单被污染
导尿	消毒顺序（20分）	·左手戴一次性手套，右手持镊子夹碘伏棉球，按顺序初次消毒：阴阜、对侧腹股沟、近侧腹股沟及阴茎背侧、外侧、中间、内侧，操作者左手持无菌纱布提起阴茎，消毒阴茎腹侧、外侧、中间、内侧，阴囊（从远侧至近侧），左手将包皮向后推，以尿道口为中心以螺旋方式消毒尿道口、龟头、冠状沟，每个棉球限用一次，消毒后棉球纱布放于弯盘内，脱去手套，置于弯盘内，整理初消毒包，放于治疗车下层 ·置导尿包于患者两腿之间，打开，操作者戴无菌手套，铺洞巾，将一次性弯盘放于洞巾口旁，检查尿管水囊是否漏气，尿管末端接无菌尿袋，用石蜡油棉球润滑尿管前端。左手持无菌纱布提起阴茎，以尿道口为中心螺旋方式再次消毒尿道口、龟头、冠状沟、尿道口加强一次，消毒后棉球置于弯盘内	消毒顺序不正确；无菌观念差；未检查尿管水囊是否漏气

续表

操作流程		技术要点	常见错误
导尿	插入尿管（20分）	·操作者左手用无菌纱布固定阴茎并提起，使之与腹壁成60°，右手持镊子将导尿管对准尿道口轻轻插入尿道20～22cm，见尿液流出再插入7～10cm，将5～10mL生理盐水注入气囊，轻轻向外牵拉导尿管，感觉有阻力后再将导尿管送入少许 ·注意询问患者的感受，观察尿液流出情况，将尿袋固定于床旁低于患者膀胱位置	尿管插入过快过猛；过度牵拉尿管；未询问患者情况；尿袋位置高于膀胱水平
导尿后	安置患者（5分）	·用洞巾及治疗巾包裹用物一并撤去，置于治疗车下层，脱去手套，协助患者穿上裤子或盖好被子，取舒适卧位 ·告知患者导尿管对局部造成刺激，引起排尿反射，会导致不适，适应后缓解 ·向患者及家属交代注意事项	卧位不舒适；未交代注意事项
	整理用物（5分）	·整理床单位，用物分类正确处理	未整理床单位
	洗手记录（5分）	·取手消毒剂，按“六步洗手法”的正确顺序洗手 ·注明置尿管的日期、时间，贴于尿管和尿袋上 ·记录导尿时间、导出尿液的量及颜色	洗手顺序颠倒；未记录
综合评价	整体素质（5分）	·操作熟练，动作轻巧，步骤正确 ·沟通有效，注重人文关怀 ·无菌观念强	—
	操作时间（5分）	·操作时间10min	—

十三、大量不保留灌肠技术

操作流程		技术要点	常见错误
准备	个人准备（4分）	·着装整洁，仪表端庄，洗手，戴口罩	口罩佩戴有缝隙
	物品准备（6分）	·治疗盘、一次性灌肠袋或灌肠筒、肛管（24～26号）、软皂、卫生纸、一次性垫巾、一次性手套、温水（生理盐水或等渗的冷盐水）500～1000mL、弯盘、1000mL量杯、血管钳、石蜡油、水温计、手消毒剂，另备便盆、输液架、屏风，按使用顺序放置	物品准备不齐全
评估	病情评估（5分）	·携用物至床旁，查对患者床号、姓名、腕带信息，评估患者病情、意识、生命体征，了解患者的自理程度、心理状况及排便情况	未核对；对病情了解不详细，沟通不到位
	沟通解释（5分）	·根据病情向患者或家属做好解释，解释灌肠目的、方法及注意事项，以取得配合	解释不到位
	局部情况（5分）	·评估患者肛门周围皮肤黏膜，有无痔疮	未评估患者肛门周围皮肤黏膜情况
灌肠前	备灌肠液（5分）	·根据医嘱正确配制灌肠液，灌肠液量：成人500～1000mL，小儿酌减。调配并测量温度（39～41℃），水温计冲净、擦干后备用	灌肠液浓度、液量、温度不准确；未测水温
	准备患者（5分）	·携用物至床旁，关门窗，围屏风 ·协助患者取左侧卧位，双腿屈曲，裤子退至膝盖，臀部移近床沿 ·臀下铺一次性垫巾，臀边放弯盘、卫生纸。不能自我控制排便者可取仰卧位，臀下放便器	未遮挡患者；卧位不正确；过度暴露患者
	挂灌肠筒（5分）	·再次核对后，挂灌肠筒或一次性灌肠袋（液面与肛门距离40～60cm）	未核对；灌肠筒过高或过低

续表

操作流程		技术要点	常见错误
灌肠	连接肛管（5分）	·戴手套，连接肛管，润滑肛管前端，排尽管内气体，夹管	未戴手套；未润滑肛管；排气不彻底
	插管灌液（15分）	·左手分开肛门，嘱患者深呼吸，右手持肛管轻轻插入7～10cm ·左手固定肛管，右手松开血管钳或开放管夹，使液体缓缓流入 ·若插肛管受阻，可退出少许，旋转后缓慢插入 ·灌液时观察患者情况及流速，流速受阻，转动肛管，患者有便意，降低灌肠筒高度，让患者深呼吸。若患者出现脉速、面色苍白、大汗、腹痛等，应立即停止灌肠，及时给予处理	插入深度过深或过浅，肛管未固定；未观察病情，流速过快或过慢
	拔除肛管（10分）	·待溶液将要灌完时，夹紧肛管 ·用卫生纸包裹肛管轻轻拔出，拔管时避免空气进入肠道，防止灌肠液和粪便随管流出 ·拔出肛管放于弯盘内。擦净臀部，脱去手套	肛管未放入弯盘；未擦净肛门；有空气进入肠道
	注意事项（5分）	·协助患者平卧，穿好裤子，嘱其尽量保留5～10min ·再协助患者排便，并观察大便性状	未告知患者保留时间；卧位不适；未协助患者排便；未观察大便
灌肠后	安置患者（5分）	·协助穿好衣裤，撤去一次性垫巾 ·协助患者取舒适的卧位，寒冷天气注意保暖	未协助患者穿好衣裤；患者卧位不舒适
	整理用物（5分）	·整理病床单位，打开门窗，撤去屏风，倒掉粪便，分类正确处理用物	未分类正确处理用物
	洗手记录（5分）	·取手消毒剂，按“六步洗手法”的正确顺序洗手，记录签字	洗手顺序颠倒

续表

操作流程		技术要点	常见错误
综合评价	整体素质（5分）	·操作熟练，步骤正确，动作轻、稳、节力；沟通有效，注重人文关怀	—
	操作时间（5分）	·操作时间6min	—

十四、保留灌肠技术

操作流程		技术要点	常见错误
准备	个人准备（4分）	·仪表端庄，着装整洁，洗手，戴口罩	口罩佩戴有缝隙
	物品准备（6分）	·治疗盘、50mL注射器、量杯、肛管（20号以下）、温开水5～10mL、弯盘、血管钳、石蜡油、水温计、手消毒剂、卫生纸、一次性垫巾、一次性手套，另备便盆、输液架、屏风，遵医嘱备灌肠液，按顺序合理放置	灌肠液的温度不合适；物品准备不齐全
评估	病情评估（5分）	·携用物至床旁，查对患者床号、姓名、腕带信息，评估患者病情、意识、生命体征，了解患者的自理程度、心理状况及排便情况	未核对；对病情了解不详细；沟通不到位
	沟通解释（5分）	·根据病情向患者及家属解释灌肠目的 ·嘱患者先排便或使用等渗盐水灌肠1次，排便后30min再进行保留灌肠，以取得配合	解释不到位
	局部评估（5分）	·评估患者肛门周围皮肤黏膜，了解患者病变部位，有无痔疮	未评估患者肛门周围皮肤黏膜
灌肠前	备灌肠液（10分）	·根据医嘱正确调配灌肠液 ·灌肠液不超过200mL，调配并测量温度（39～41℃），水温计冲净、擦干，备用	灌肠液浓度、液量、温度不准确；未测水温

续表

操作流程		技术要点	常见错误
灌肠前	准备患者（5分）	·携用物至床旁，关门窗，围屏风 ·按病情协助患者取正确卧位，双腿屈曲，脱裤至膝下，臀部移近床沿并抬高10cm，注意保暖	未遮挡；卧位不正确；过多暴露患者
灌肠	连接肛管（5分）	·再次核对后，臀下铺一次性垫巾，卫生纸、弯盘放臀边 ·戴手套，肛管润滑充分，注射器抽吸溶液，连接肛管，排气后夹管	未核对；未铺垫巾；未润滑肛管；未排净气体
	插管灌液（25分）	·左手分开肛门，嘱患者深呼吸，右手持肛管轻轻插入10～15cm ·左手固定肛管，右手松开止血钳缓慢注入药液，推完后再注入温开水5～10mL	未告知患者；插管深度不准确；药量不准确；药液推注太快
	拔管（5分）	·分离注射器，将肛管末端抬高，反折夹紧 ·用卫生纸包住肛管，轻轻拔出放入弯盘，擦净臀部 ·脱去手套，嘱患者保留1h以上	肛管末端未抬高；肛管未放入弯盘；未擦净肛门
灌肠后	安置患者（5分）	·协助患者取舒适的卧位，寒冷天气注意保暖	患者卧位不舒适
	整理用物（5分）	·整理病床单位，打开门窗，撤去屏风，分类正确处理用物	未分类正确处理用物
	洗手记录（5分）	·取手消毒剂，按“六步洗手法”的正确顺序洗手，记录签字	洗手顺序颠倒
综合评价	整体素质（5分）	·操作熟练，步骤正确，动作轻、稳、节力；沟通有效，注重人文关怀	—
	操作时间（5分）	·操作时间5min	—

十五、先天性巨结肠回流灌肠技术

操作流程		技术要点	常见错误
准备	个人准备（4分）	·仪表端庄，着装整洁，洗手，戴口罩	口罩佩戴有缝隙
	物品准备（6分）	·治疗盘、中单、纱布、肛管、弯盘、一次性手套、润滑油、39～41℃温盐水、甘油水节、50%硫酸镁40mL、生理盐水60mL、氧化锌软膏、手消毒剂，按顺序合理放置	—
评估	病情评估（5分）	·携用物至床旁，查对患者床号、姓名、腕带信息，评估患儿病情、意识及合作程度	未核对；对病情了解不详细，沟通不到位
	沟通解释（5分）	·根据病情向患儿及家属解释回流灌肠的目的及必要性，向患者演示操作中的配合要点，以取得配合	解释不到位
	局部情况（5分）	·评估患儿肛周皮肤及黏膜有无损伤、炎症或者其他情况	评估不到位
灌肠前	铺治疗巾（5分）	·协助患儿取合适体位（婴幼儿抬高双下肢，学龄前儿童平卧屈膝位，略抬高臀部） ·将治疗巾铺于患儿臀下，弯盘置于肛门处。注意患者保暖	卧位不合适
	肛管准备（5分）	·根据患儿情况选择合适的肛管，用注射器试通肛管确保通畅	肛管型号不适合患儿
	润滑肛管（5分）	·戴手套，用润滑油润滑肛管前端15～20cm	—
	插入肛管（10分）	·暴露肛门，缓慢轻巧地将肛管插入肛门，到达结肠狭窄段时，有阻力感，这时要轻柔地试插，缓慢通过。同时可改变插管方向，若结肠狭窄明显，也可改用小号肛管 ·当肛管通过狭窄段进入扩张段时，有一种脱空感，同时肛管外口突然有气体、粪便溢出。肠腔内压力大时呈喷射状排出	用力过大，造成肠穿孔；准备不充分，粪便污染操作面

续表

操作流程		技术要点	常见错误
回流灌肠	灌入盐水（5 分）	·用甘油水节抽吸温盐水 50 ~ 100mL, 从肛管外端均匀地灌入肠内	—
	放出盐水（5 分）	·甘油水节与肛管分离，让粪便由肛管外端口排出，接于弯盘内，反复进行灌洗。灌肠过程中要求排出量与灌入量基本相符	盐水排不出或排出不畅
	协助排便（10 分）	·在粪便排出间隙用左手顺时针按摩患儿腹部，以辅助淤积粪便溶解后排出体外。灌液后肛管外口若无液体流出，拔出肛管，消除粪便块，再做插管。嘱患儿不进含渣食物	灌肠液排出不畅时，以手压腹排水
	排出粪块（5 分）	·若遇粪便结块变硬难于排出体外，可按医嘱应用 50% 硫酸镁 40mL，生理盐水 60mL，混合后灌入肠内。保留 1h，再用温盐水回流灌肠至腹胀消失 ·灌肠过程中注意观察患儿意识，若出现异常情况立即停止灌肠，并通知主治医师进行处理	—
	保护皮肤（5 分）	·灌肠完毕，若肛门周围皮肤红肿，涂氧化锌软膏	—
灌肠后	安置患儿（4 分）	·撤去弯盘及治疗巾；协助患儿取舒适的卧位，向患儿及家属交代注意事项	未撤去治疗巾；患者卧位不舒适；未交代注意事项
	整理用物（3 分）	·整理病床单位，垃圾分类处理	—
	洗手记录（3 分）	·取手消毒剂，按“六步洗手法”的正确顺序洗手，记录	洗手顺序颠倒；未标记时间、插入长度
综合评价	整体素质（5 分）	·操作熟练、轻柔、规范；操作面整洁；注重人文关怀	—
	操作时间（5 分）	·操作时间 10min	—

十六、氧气筒氧气吸入技术（鼻导管法）

操作流程		技术要点	常见错误
准备	个人准备（4分）	·仪表端庄，着装整洁，洗手，戴口罩	口罩佩戴不规范
	物品准备（6分）	·氧气筒及“空”和“满”标记，治疗盘内放治疗碗2个（一个盛放温开水，另一个盛放湿化管、纱布2块）、一次性吸氧管、无菌棉签、氧气表装置一套、四防牌、湿化瓶（内盛无菌蒸馏水）、弯盘、吸氧记录单、扳手、笔、手消毒剂、医用垃圾桶，按顺序放置合理	用物准备不全
评估	病情评估（5分）	·携用物至床旁，核对医嘱及患者 ·评估了解患者病情、意识及患者缺氧程度；观察患者合作程度及心理反应	未核对医嘱；评估不全面
	沟通解释（5分）	·向患者及家属解释吸氧的目的及吸氧过程中应注意的事项，取得配合，检查用氧安全，协助患者取舒适卧位	目的及注意事项解释不清楚
	局部评估（5分）	·评估患者鼻腔情况，观察患者鼻腔内有无鼻息肉、鼻炎等情况	未评估鼻腔局部情况
吸氧前	装氧气表（5分）	·按“六步洗手法”的正确顺序洗手 ·吹尘：将氧气总开关打开（逆时针转1/4周），使小流量氧气从气门流出，随即迅速关好开关 ·上表：将表稍向后倾斜，接于气门上，再用扳手旋紧，使氧气表直立于氧气筒旁，检查有无漏气	上表时未上紧
	检查开关（10分）	·将湿化装置与氧气表连接 ·关闭流量表上的流量开关，打开总开关，再打开流量开关，以检查氧气流出是否通畅，关闭流量开关，悬挂四防牌	操作顺序错误

续表

操作流程		技术要点	常见错误
吸氧前	查吸氧管（5分）	·用无菌棉签蘸生理盐水清洁患者鼻腔 ·检查一次性吸氧管密封效果及有效期，连接吸氧管 ·根据病情调节氧流量，将鼻氧管置入治疗碗中，检查氧气管是否通畅	未清洁鼻腔；未试通
吸氧	吸入氧气（5分）	·再次核对医嘱及患者，将鼻塞置入患者鼻腔内，固定	未再次核对
	注意事项（10分）	·再次核对医嘱及患者，询问患者感受 ·告知患者不要自行摘除鼻塞或调节氧流量，如感到鼻咽部干燥不适或胸闷憋气时，应及时通知医护人员；告知患者有关用氧安全的知识 ·整理用物，洗手，记录用氧开始时间及流量，悬挂记录卡	注意事项交代不清楚
	观察患者（5分）	·吸氧过程中，密切观察缺氧改善情况和患者情况（结合口述），并及时告知医师	未观察患者改善情况
	停止吸氧（5分）	·停吸氧时，核对医嘱及患者，并做好解释，取得配合 ·先将鼻塞取下，擦净鼻部；关闭流量开关，再关总开关，打开流量表，放余气后关闭流量表。记录停氧时间 ·询问患者感受并告知注意事项	关闭总开关及流量开关顺序错误；未记录停氧时间
	卸氧气表（5分）	·操作者左手扶住氧气表，右手持扳手轻轻卸下，分别拆卸放在治疗盘内	卸表时未扶住氧气表
停氧后	安置患者（5分）	·协助患者取舒适卧位	患者卧位不舒适
	整理用物（5分）	·整理患者床单位，垃圾分类处理	垃圾未分类处理

续表

操作流程		技术要点	常见错误
停氧后	洗手记录（5分）	·取手消毒剂，按“六步洗手法”的正确顺序洗手，记录停氧时间并签字	洗手顺序颠倒
综合评价	整体素质（5分）	·操作方法正确、熟练，患者无不适感。指导患者正确用氧	—
	操作时间（5分）	·操作时间5min	—

十七、中心供氧氧气技术（鼻塞法）

操作流程		技术要点	常见错误
准备	个人准备（4分）	·仪表端庄，着装整洁，洗手，戴口罩	口罩佩戴不规范
	物品准备（6分）	·治疗盘、氧气表、一次性氧气湿化装置2套、治疗碗（盛放水）、手电筒、弯盘、无菌棉签、纱布1块、执行单、四防牌、手消毒剂、医用垃圾桶	用物准备不全
评估患者	病情评估（5分）	·携用物至床旁，核对医嘱及患者信息 ·评估了解患者病情、意识及患者缺氧程度；观察患者合作程度及心理反应	未核对医嘱；评估不全面
	沟通解释（5分）	·向患者及家属解释吸氧的目的及吸氧过程中应注意的事项，取得配合，检查用氧安全，协助取舒适卧位	目的及注意事项解释不清楚
	局部评估（5分）	·评估患者鼻腔情况，观察患者鼻腔内有无鼻息肉、鼻炎等情况	未评估鼻腔局部情况
吸氧前	湿润鼻腔（10分）	·按“六步洗手法”的正确顺序洗手，用无菌棉签蘸生理盐水清洁患者鼻腔	未清洁鼻腔

续表

操作流程		技术要点	常见错误
吸氧前	接氧气表（5 分）	·用无菌棉签蘸生理盐水擦拭气源接头内尘土 ·关闭流量调节阀，将氧气表插入氧气气源接头，听到“咔嚓”声响，说明接头已锁住。试通	未擦拭气源接头，未试通
	查吸氧管（5 分）	·检查氧气湿化装置有效期及包装，连接湿化瓶与氧气表，并连接湿化瓶与氧气导管	未检查有效期及包装
吸氧	吸入氧气（10 分）	·根据病情调节流量，将鼻氧管置于治疗碗内，试通 ·再次核对医嘱及患者，将鼻塞置入患者鼻腔内，固定	未试通
	注意事项（5 分）	·再次核对医嘱及患者，询问患者感受 ·告知患者不要自行摘除鼻塞或调节氧流量，如感到鼻咽部干燥不适或胸闷憋气时，应及时通知医护人员；告知患者有关用氧安全的知识 ·悬挂四防牌 ·整理用物，洗手，记录用氧开始时间及流量，悬挂记录卡	未再次核对；注意事项交代不清楚；未悬挂四防牌；未记录用氧开始时间及流量
	观察患者（5 分）	·吸氧过程中，密切观察缺氧改善情况和患者情况（结合口述），并及时告知医师	未观察患者改善情况
	停止吸氧（5 分）	·停吸氧时，核对医嘱及患者，并做好解释，取得配合 ·先将鼻塞取下，擦净鼻部；关闭流量开关，记录停氧时间	未记录停氧时间
	卸氧气表（5 分）	·右手夹住氧气表及湿化瓶，左手拇指和食指夹住气源接头锁套并向后拉动，使气源接头解锁，将吸入器向后退出	卸氧气表方法不正确

续表

操作流程		技术要点	常见错误
停氧后	安置患者（5分）	·协助患者取舒适卧位	患者卧位不舒适
	整理用物（5分）	·整理患者床单位，垃圾分类处理	垃圾未分类处理
	洗手记录（5分）	·取手消毒剂，按"六步洗手法"的正确顺序洗手，记录操作时间，签字	洗手顺序颠倒
综合评价	整体素质（5分）	·操作方法正确、熟练，患者无不适感。指导患者正确用氧	—
	操作时间（5分）	·操作时间5min	—

十八、氧气驱动雾化吸入疗法

操作流程		技术要点	常见错误
准备	个人准备（4分）	·仪表端庄，着装整洁，洗手，戴口罩	口罩佩戴不规范
	物品准备（6分）	·治疗盘内放雾化器及管道、面罩或口含管、听诊器、氧气表、无菌棉签、四防牌、药物、执行单、注射器、0.5%碘伏、弯盘、笔、手消毒剂、医用垃圾桶	用物准备不全
评估	病情评估（5分）	·携用物至床旁，核对医嘱及患者 ·评估患者病情、意识、生命体征，了解患者的配合能力	未核对；对病情了解不详细；沟通不到位
	局部评估（5分）	·听诊患者双肺呼吸音，双侧对称部位对照比较听诊	听诊呼吸音部位欠准确
	沟通解释（5分）	·根据病情向患者或家属解释雾化吸入的目的及注意事项，以取得配合	解释不到位

续表

操作流程		技术要点	常见错误
吸入前	装氧气表（5分）	·按“六步洗手法”的正确顺序洗手，用无菌棉签蘸生理盐水擦拭气源接头内尘土，安装氧气表并试通 ·悬挂四防牌	未挂四防牌
	准备患者（5分）	·协助患者取适当体位（半卧位或坐位）	未协助患者取适当体位
吸入	加入药液（7分）	·核对药物，根据医嘱加药至雾化器	加药前未核对药物；加药方法不正确
	连接管道（8分）	·核对医嘱及患者 ·取雾化管道分别与雾化器及氧气表连接，将面罩或口含管连接于雾化器上	连接不紧密导致打开氧气表后管道脱落
	指导吸入（10分）	·指导患者正确吸入方法，指导患者将口含嘴含于上下齿之间靠近舌根处或戴上面罩，用嘴吸气，用鼻呼气，及时排出口鼻腔内分泌物 ·调节氧气流量（6～8L/min），可见均匀的雾气由雾化器喷出	吸入方法不正确
	观察患者（5分）	·观察患者吸入情况，是否有喘憋加重、心慌等发生 ·再次核对医嘱及患者，交代注意事项。整理用物，洗手，记录	未观察患者吸入情况；未交代注意事项
	停止吸入（5分）	·吸入完毕，取下雾化器，关闭氧气，用纱布擦干面部，核对患者床号、姓名、腕带信息	未先取下雾化器
	拍背咳痰（5分）	·协助患者取侧卧位或坐位，协助患者拍背，拍背时手背隆起，手掌中空，手指弯曲，拇指紧靠示指，腕关节用力，由下而上，由外向内，有节律地叩拍患者背部。注意观察患者面色、呼吸及痰液排出情况，指导有效咳痰	叩背手法不准确；指导患者有效咳痰方法欠正确

续表

操作流程		技术要点	常见错误
吸入后	安置患者（5分）	·协助患者漱口，洗脸 ·协助患者取舒适的卧位，交代注意事项	未协助患者漱口；洗脸；患者卧位不舒适
	整理用物（5分）	·整理病床单位，垃圾分类处理	垃圾未分类处理
	洗手记录（5分）	·取手消毒剂，按“六步洗手法”的正确顺序洗手，记录签字	洗手顺序颠倒
综合评价	整体素质（5分）	·操作熟练，加药符合无菌技术操作规范，指导方法正确，与患者沟通有效，观察患者认真准确	—
	操作时间（5分）	·操作时间7min	—

十九、密闭式静脉输液技术

操作流程		技术要点	常见错误
准备	个人准备（4分）	·仪表端庄，着装整洁，洗手，戴口罩	口罩佩戴不规范
	物品准备（6分）	·治疗盘内放一次性输液器2套、30mL空针2个、胶布、止血带、小枕、治疗巾、无菌棉签、弯盘、0.5%碘伏、剪刀、手表、输液巡视单、所需药物及液体、砂轮、输液架、手消毒剂、笔、锐器盒、医用垃圾桶、开瓶器，按顺序合理放置	用物准备不全
评估	病情评估（5分）	·携用物至床旁，核对医嘱及患者床号、姓名、腕带信息 ·评估患者病情、意识状态及合作程度	评估不全面
	沟通解释（5分）	·告知患者或家属静脉输液的目的及药物作用 ·根据病情向患者或家属解释取得合作，询问大小便	解释不到位；未询问是否需要大小便

续表

操作流程		技术要点	常见错误
评估	局部评估（5分）	·评估患者皮肤及血管情况，选择穿刺血管 ·协助患者取舒适卧位	未评估患者皮肤及血管情况
穿刺前	仔细核对（10分）	·按“六步洗手法”的正确顺序洗手，核对患者床号、姓名、腕带信息及药物 ·核对床号、姓名、住院号，检查药品药名、浓度、剂量、有效期，检查瓶口有无松动，瓶身有无裂痕，液体药物将瓶倒置，对光检查药物是否浑浊、沉淀或有无絮状物	操作前未洗手；查对前未核对医嘱；三查七对不严格
	消毒加药（10分）	·开启瓶塞中心部分，消毒瓶口，根据医嘱加药，并注明加药时间及签名 ·再次消毒瓶口，倒挂于输液架上	污染药物；跨越无菌区
	正确排气（5分）	·检查输液器有效期及包装有无破损，剪开，取出，将输液管及排气针头插入瓶塞，排气，对光检查，一次成功 ·将针头放入输液器袋内，备用	排气前未检查输液器质量；排气时气泡过多
穿刺	选择血管（5分）	·备胶布 ·取小枕置于穿刺肢体下，铺治疗巾，在穿刺点上方6～8cm处扎止血带，选择粗直的血管，避开关节和静脉瓣 ·松止血带，消毒穿刺部位（消毒范围直径≥5cm）；再次扎止血带，嘱握拳，再次消毒	未备胶布；消毒范围小
	再次核对（5分）	·再次核对，二次对光检查有无气泡，排少量液体入弯盘	未对光检查
	穿刺血管（5分）	·左手绷紧皮肤，穿刺，一次成功 ·见回血后松止血带，打开输液器，嘱松拳，固定针柄，牢固，美观	穿刺不成功；未松止血带

续表

操作流程		技术要点	常见错误
穿刺	调节滴速（5分）	·根据患者年龄、病情和药物性质调节滴速，调节滴速的方法：手表、墨菲滴管和视线在一条水平线上（成人40～60滴/min，儿童20～40滴/min）数30s，告知滴数并解释 ·再次核对医嘱及患者	滴速调节过快或过慢
穿刺后	安置患者（10分）	·注意观察患者病情及有无输液反应，向患者讲解有关注意事项，放置信号灯开关于患者可及处。输液过程中注意观察患者的输液情况 ·协助患者取舒适的卧位	未交代注意事项；卧位不舒适
	整理用物（5分）	·整理床单位，分类处理用物	未整理用物
	洗手记录（5分）	·取手消毒剂，按“六步洗手法”的正确顺序洗手 ·在执行单上注明执行时间及执行者	洗手顺序颠倒；未记录
综合评价	整体素质（5分）	·穿刺部位正确，滴速适宜，无菌观念明确，观察处理故障正确，操作正确，动作轻柔	—
	操作时间（5分）	·操作时间8min	—

二十、密闭式静脉输血技术

操作流程		技术要点	常见错误
准备	个人准备（4分）	·仪表端庄，着装整洁，洗手，戴口罩	口罩佩戴不规范
	物品准备（6分）	·治疗盘内放一次性输血器2套、同型血液、0.9%氯化钠注射液500mL、胶布、止血带、垫枕、治疗巾、无菌棉签、0.5%碘伏、弯	用物准备不全

续表

操作流程		技术要点	常见错误
准备	物品准备（6分）	盘、血型牌、执行单、剪刀、表、笔、血型检验报告单、输血记录单、临时医嘱单、输血知情同意书、输液架、手消毒剂、锐器盒、医用垃圾桶、遵医嘱备抗过敏药物，按顺序合理放置	用物准备不全
评估	病情评估（5分）	·携用物至床旁，核对医嘱及患者 ·评估患者病情、意识状态及合作程度，询问患者血型，了解患者有无输血史及不良反应 ·输血前测量患者体温、脉搏、呼吸、血压	评估不全面
	沟通解释（5分）	·告知患者或家属静脉输血的目的及作用 ·根据病情向患者或家属解释取得合作，询问大小便	解释不到位；未询问是否需要大小便
	局部评估（5分）	·评估患者皮肤及血管情况，选择穿刺血管 ·协助患者取舒适卧位	未评估患者皮肤及血管情况
输血前	仔细核对（10分）	·按“六步洗手法”的正确顺序洗手 ·输血前双人核对血型单、临时医嘱单、输血知情同意书及输血记录单上的各项信息是否相符，并做好三查八对。三查：血制品有效期、血制品质量、输血装置是否完整；八对：姓名、床号、住院号、血袋号、血型、交叉试验结果、血制品种类、剂量，确保无误	查对前未核对医嘱；三查八对不严格
	开启瓶塞（5分）	·检查0.9%氯化钠注射液的瓶口有无松动，瓶身有无裂痕，将瓶倒置后检查药液是否浑浊、沉淀或有无絮状物 ·开启瓶塞中心部分，消毒瓶口，倒挂于输液架上	未检查0.9%氯化钠注射液质量

续表

操作流程		技术要点	常见错误
输血前	正确排气（5 分）	·检查输血器有效期及包装有无破损，剪开，取出，将输血管及排气针头插入瓶塞，排气，一次成功 ·将针头放入输血器袋内，备用	排气前未检查输血器质量；排气时气泡过多
穿刺	穿刺血管（5 分）	·备胶布 ·取小枕置于穿刺部位下，铺治疗巾，扎止血带（穿刺点上方 6 ～ 8cm），选择粗直的血管，松止血带，消毒穿刺部位（直径≥ 5cm） ·扎止血带，嘱握拳，再次消毒，核对医嘱及患者，对光检查有无气泡，排少量液体入弯盘，穿刺，一次成功 ·见回血后松止血带，打开输血器，嘱松拳，固定针柄，牢固，美观 ·必要时遵医嘱应用抗过敏药物	未备胶布；穿刺部位消毒范围小；未对光检查有无气泡；穿刺不成功
	输入血液（10 分）	·2 名医务人员再次“三查八对”，轻轻旋转血袋将血液摇匀；打开血袋封口，常规消毒 ·将输血器针头从 0.9% 氯化钠注射液上拔出，插入血袋塑料管内（平放），缓慢将血袋倒挂于输液架上	未二次核对；打开血袋前未摇匀血液；未消毒血袋封口；血袋倒挂速度过快
	调节滴速（5 分）	·输血开始时速度宜慢（开始 15min 内≤ 20 滴 /min），严密观察 15min，无不良反应，再根据患者病情和血液成分调节滴速，报滴数 ·双人再次核对医嘱及患者，并悬挂同型血型牌	滴速调节过快或过慢
穿刺后	安置患者（5 分）	·协助患者取舒适卧位 ·向患者讲解有关注意事项，注意观察患者病情及有无输血反应，并在输血 15min、1h、2h 巡视患者并记录观察结果	卧位不舒适；未交代注意事项

续表

操作流程		技术要点	常见错误
穿刺后	整理用物（5分）	·分类处理用物，整理床单位	垃圾未分类处理
	洗手记录（5分）	·取手消毒剂，按“六步洗手法”的正确顺序洗手 ·在输血记录单上记录输血开始时间、执行者；在执行单上注明执行时间及执行者	洗手顺序颠倒；记录不全
输血毕	输入NS（3分）	·当血液输完后，再输入少量生理盐水，使输血器内的血液全部输入体内	血制品输完后未冲管
	迅速拔针（2分）	·除去胶布，迅速拔针，顺血管方向按压穿刺点及以上部位至穿刺点无出血	按压部位不正确
	整理用物（5分）	·分类处理用物，整理床单位。血袋冷藏保存24h后按医疗废物处理 ·取手消毒剂，按“六步洗手法”的正确顺序洗手，在输血记录单上记录输血结束时间及有无输血不良反应，将输血记录单放至病历中	垃圾未分类处理；记录不全面
综合评价	整体素质（5分）	·穿刺部位正确，滴速适宜，无菌观念明确，观察处理故障正确，操作正确，动作轻柔	—
	操作时间（5分）	·操作时间8min	—

二十一、静脉留置针技术

操作流程		技术要点	常见错误
准备	个人准备（4分）	·仪表端庄，着装整洁，洗手，戴口罩	口罩佩戴不规范

续表

操作流程		技术要点	常见错误
准备	物品准备（6分）	·治疗盘内放一次性输液器2套、静脉留置针2套、不粘敷贴、5mL空针2套、肝素盐水、止血带、垫枕、治疗巾、0.5%碘伏、无菌棉签、胶布、所需液体、输液巡视单、弯盘、笔、表、输液架、锐器盒、手消毒剂、医用垃圾桶、必要时备网套、起子，按顺序合理放置	用物准备不全
评估	病情评估（5分）	·携用物至床旁，核对医嘱及患者床号、姓名、腕带信息 ·评估患者病情、意识状态及合作程度	评估不全面
	沟通解释（5分）	·告知患者或家属静脉输液的目的及药物作用 ·根据病情向患者或家属解释取得合作，询问大小便	解释不到位；未询问是否需要大小便
	局部评估（5分）	·评估患者皮肤及血管情况，选择穿刺血管 ·协助患者取舒适卧位	未评估患者皮肤及血管情况
穿刺前	认真核对（5分）	·按“六步洗手法”的正确顺序洗手，核对患者床号、姓名、腕带信息及药物 ·核对床号、姓名、住院号，检查药品药名、浓度、剂量、有效期，检查瓶口有无松动，瓶身有无裂痕，液体药物将瓶倒置，对光检查药物是否浑浊、沉淀或有无絮状物	操作前未洗手；查对前未核对医嘱；三查七对不严格
	消毒加药（5分）	·开启瓶塞中心部分，消毒瓶口，根据医嘱加药，并注明加药时间及签名 ·再次消毒瓶口，倒挂于输液架上	污染药物；跨越无菌区

续表

操作流程		技术要点	常见错误
穿刺前	管路排气（10 分）	·检查输液器有效期及包装有无破损，剪开，取出，将输液管及排气针头插入瓶塞，排气，对光检查，一次成功 ·检查留置针包装的完整性、有效期和型号，打开留置针外包装，将头皮针插入肝素帽内并排气，夹紧调节夹，针头放入输液袋内备用	排气前未检查输液器、留置针质量；排气时气泡过多
穿刺	选择血管（5 分）	·备胶布及不粘敷贴 ·取垫枕置于穿刺部位下，铺治疗巾，扎止血带（穿刺点上方 8 ～ 10cm 处），选择柔软富有弹性、粗直的血管，避开关节和静脉瓣 ·松止血带，消毒穿刺部位（直径≥ 5cm），再次扎止血带，嘱握拳，消毒，待干 ·再次核对医嘱及患者，对光检查管道有无气泡，旋转松动针芯，取下针头保护套，查看针头斜面有无倒钩，导管边缘是否粗糙，再次排液于弯盘中	止血带距穿刺点过近或者过远；消毒范围小；未松动针芯
	进行穿刺（10 分）	·穿刺时左手绷紧皮肤，右手拇指、示指持针柄，以 15° ～ 30° 的角度直刺血管，见回血后降低角度再进针 0.2cm，左手持 Y 接口，右手后撤针芯约 0.5cm，持针座将针芯与外套管一起送入静脉内 ·左手固定针翼，右手将针芯抽出放于锐器盒内，松止血带、嘱松拳、打开输液器开关	进针角度偏小；回血后未再进针 0.2cm；针芯刺破血管；送管手法错误；针芯未放入锐器盒
	妥善固定（5 分）	·用无菌敷贴做封闭式固定，延长管 U 形固定 ·注明置管日期和时间，穿刺者姓名，用胶布固定头皮针与肝素帽连接处	延长管固定不牢固；未注明穿刺日期、时间、穿刺者

续表

操作流程		技术要点	常见错误
穿刺	调节滴速（5分）	·根据患者年龄、病情和药物性质调节滴速，告知滴数并解释 ·再次核对医嘱与患者	滴速调节过快或过慢
穿刺后	安置患者（5分）	·注意观察患者病情及有无输液反应，向患者讲解有关注意事项，放置信号灯开关于患者可及处。输液过程中注意观察患者的输液情况 ·协助患者取舒适卧位	未交代注意事项；卧位不舒适
	整理用物（5分）	·整理床单位 ·分类处理用物	未整理用物
	洗手记录（5分）	·取手消毒剂，按“六步洗手法”的正确顺序洗手 ·在执行单上注明执行时间及执行者	洗手顺序颠倒；未记录
输液毕	肝素封管（5分）	·输液毕，封管时先将头皮针与肝素帽分离，消毒肝素帽，用25～100U/mL肝素钠盐水3～5mL正压脉冲式封管，关闭留置针延长管上的夹子	封管液量少；未正压封管；封管后未关闭留置针上的夹子
综合评价	整体素质（5分）	·穿刺部位正确，滴速适宜，无菌观念强，观察处理故障正确，操作正确，动作轻柔	—
	操作时间（5分）	·操作时间10min	—

二十二、静脉采血技术

操作流程		技术要点	常见错误
准备	个人准备（4分）	·仪表端庄，着装整洁，洗手，戴口罩	口罩佩戴不规范

续表

操作流程		技术要点	常见错误
准备	物品准备（6分）	·治疗盘内放0.5%碘伏、无菌棉签、止血带、小枕、一次性乳胶手套、一次性采血针2个、胶布、弯盘、真空采血管、条形码标签、试管架、锐器盒、手消毒剂、医用垃圾桶，顺序合理放置	用物准备不全
评估	病情评估（5分）	·携用物至床旁，核对医嘱及患者 ·评估患者病情及输液状况，是否按要求做好采血前的准备，询问是否按要求采血前禁食8～12h，采血的前一天避免吃高脂肪、高蛋白类食物，避免饮酒	评估内容不全面
	沟通解释（5分）	·向患者解释静脉采血的目的、采血过程中及采血前后应注意的事项，取得配合	解释不到位
	局部评估（5分）	·评估患者穿刺局部皮肤有无破溃、皮疹等情况以及血管情况	选择血管不合适
采血前	核对医嘱（5分）	·按“六步洗手法”的正确顺序洗手，核对医嘱及患者，查看条形码标签与医嘱单上的项目是否相符，选择正确的真空采血管，检查采血管的有效期及质量，正确粘贴标签	核对检查过于潦草
	正确卧位（5分）	·协助患者取舒适卧位，暴露采血侧肢体，寒冷季节注意保暖	穿刺血管暴露不充分
	选择血管（5分）	·铺治疗巾，在穿刺部位以上约6cm处，扎紧止血带，再次评估血管情况	止血带松紧不适宜；未再次评估血管情况
	局部消毒（5分）	·以穿刺点为圆心，用无菌棉签蘸取消毒液由内到外螺旋形消毒，消毒范围为直径大约5cm，同法消毒穿刺部位2次	消毒的过程中未旋转无菌棉签；无菌棉签蘸取消毒液过饱或过干；消毒范围小；只消毒1次

续表

操作流程		技术要点	常见错误
采血	取采血针（5分）	·再次核对医嘱、条形码标签、采血管及患者，备胶布 ·检查采血针的批号、有效期并打开包装，取下针头无菌帽，检查针头有无倒钩及铁锈	未再次核对；未检查采血针的质量
	穿刺采血（10分）	·以左手拇指固定静脉穿刺部位下端，右手持采血针沿静脉方向使针头与皮肤成15°～30°，快速刺入皮肤	皮肤未绷紧；进针角度过大或过小；一次穿刺未成功
	取血标本（5分）	·见回血后，胶布固定针翼，取负压真空采血管连接采血针采血端，采集血标本时，使血液沿管壁缓缓流下，抽取血液至所需量 ·当患者出现出汗、面色苍白、头晕等异常情况时立即拔针并就地急救	固定不牢针头脱出；血液未沿管壁缓缓流下
	快速拔针（5分）	·松止血带，嘱患者松拳，按压穿刺部位上0.5～1cm，快速退针，按压5～10min	按压方法不正确；血液渗出皮下；按压时间过短
	标本处理（5分）	·再次核对医嘱、条形码标签、采血管及患者 ·采集全血标本时，慢慢注入抗凝管中，轻轻转动采血管，防止血液凝固 ·采集血清标本时，慢慢注入真空采血管中，勿将泡沫注入，避免振荡，防止红细胞破裂 ·标本及时送检	将泡沫注入试管；剧烈震荡；造成红细胞破裂溶血；未再次核对
采血后	安置患者（5分）	·协助患者取舒适的卧位，交代注意事项	患者卧位不舒适；未交代注意事项
	整理用物（5分）	·分类整理用物，垃圾分类处理	未整理床单位
	洗手记录（5分）	·取手消毒剂，按“六步洗手法”的正确顺序洗手，记录采血时间并签字	未洗手；未记录

续表

操作流程		技术要点	常见错误
综合评价	整体素质（5 分）	· 操作熟练，动作轻巧，一针见血，沟通有效，注重人文关怀，遵守无菌原则	—
	操作时间（5 分）	· 操作时间 5min	—

二十三、动脉血标本采集技术

操作流程		技术要点	常见问题
准备	个人准备（4 分）	· 仪表端庄，着装整洁，洗手，戴口罩	口罩佩戴有缝隙
	物品准备（6 分）	· 治疗盘内放 0.5% 碘伏、一次性动脉血气针 2 个（1mL 或 5mL 注射器 2 个、50U/mL 肝素钠溶液、橡皮塞）、无菌手套、无菌棉签、弯盘、一次性垫巾、小枕、手表、治疗卡或开具好化验单、手消毒剂	用物不全
评估	评估患者（5 分）	· 携用物至床旁，核对医嘱、化验单和检查项目，查对患者信息（床号、姓名、腕带），评估患者意识状态、病情、体温、吸氧时间及浓度	评估不全面；未评估吸氧、未记录
	沟通解释（5 分）	· 向患者及家属解释采集目的、穿刺方法及注意事项，取得患者配合，避免过度紧张至血管收缩	解释不全面
	局部评估（5 分）	· 评估患者肢体活动情况、穿刺部位皮肤、动脉搏动情况，选择易暴露、波动明显血管，常首选桡动脉	血管位置选择错误
采血前	查对准备（5 分）	· 按“六步洗手法”的正确顺序洗手，戴口罩 · 协助患者取舒适体位，暴露穿刺部位，垫治疗巾，必要时垫小枕，检查并打开注射器，按无菌原则抽取肝素液湿润空针后排尽（或使用血气针）备用	查对不全；体位不舒适；穿刺部位暴露不充分

续表

操作流程		技术要点	常见问题
采血前	查对准备（5 分）	·认真核对患者床号、姓名、腕带信息、检验项目，检查注射器有效期，穿刺部位暴露充分，仔细触摸动脉波动	查对不全；体位不舒适；穿刺部位暴露不充分
	消毒（10 分）	·消毒穿刺部位直径＞8cm 待干，戴无菌手套或消毒左手食指和中指，避免污染	消毒未待干，污染
采血	进针采血（20 分）	·右手持针，左手食指与中指触摸动脉搏动最明显处固定，右手持针垂直或与动脉呈 45° 刺入动脉，动脉血自动顶入血气针，普通注射器需回抽，一般需要 0.5 ～ 1mL，也可左手食指触摸动脉搏动最明显处，右手持针呈 45° 进针 ·进针速度勿过快，见回血停止	进针过深；采血量不足
	拔针（10 分）	·拔针后按压 5 ～ 10min，右手立即将针头斜面刺入橡皮塞隔绝空气，轻轻搓动注射器，使血液与肝素充分混匀	针头未完全刺入橡皮塞；按压位置不准确；血液与肝素未混匀
采血后	核对送检（5 分）	·再次核对血标本，立即送检	送检不及时
	安置患者（5 分）	·脱手套，协助患者取适当卧位，按压无菌棉签勿松开	按压不到位；体位不舒适
	整理用物（5 分）	·整理床单位，整理用物，垃圾分类放置	垃圾未分类放置
	洗手记录（5 分）	·取手消毒剂，按“六步洗手法”的正确顺序洗手，记录操作时间，签字	未记录签字
综合评价	整体素质（5 分）	·操作熟练，动作轻柔，无菌观念强，采集标本正确	—
	操作时间（5 分）	·操作时间 5min	—

二十四、静脉注射技术

操作流程		技术要点	常见错误
准备	个人准备（4分）	·仪表端庄，着装整洁，洗手，戴口罩	口罩佩戴有缝隙
	物品准备（6分）	·治疗盘、无菌注射器、药液、5～7号头皮针、止血带、小枕、0.5%碘伏或安尔碘、无菌棉签、弯盘、胶布、手消毒剂、锐器盒 ·必要时备手表	—
评估	病情评估（5分）	·携用物至床旁，查对床号、姓名、腕带信息 ·评估患者病情、了解身体情况	评估不全面
	沟通解释（5分）	·向患者解释静脉注射的目的、注射过程中应注意的事项，解释药物的作用和副作用，取得配合 ·询问是否需要大小便	解释不到位
	局部评估（5分）	·评估穿刺局部皮肤有无破溃、皮疹，静脉充盈度及管壁弹性	选择血管不合适
注射前	核对医嘱（5分）	·核对医嘱和执行单，核对床号、姓名、药名、浓度、剂量、时间、用法及有无过敏史	未询问过敏史
	检查药液（5分）	·将药液与执行单核对，检查药物的规格、有效期、对光检查瓶身有无裂痕，药液有无浑浊及絮状物	核对不全面
	抽取药液（5分）	·消毒安瓿，打开 ·检查无菌注射器的批号与有效期，合格后打开一次性注射器包装，取下针头无菌帽，将针头与针筒相连，针头斜面对准针筒刻度，抽拉检查针尖、针筒是否阻塞和漏气 ·按无菌原则抽取药液，将针头垂直向上，轻拉活塞，使针头内的药液流入注射器，并使气泡集于乳头口，再使针头向下，轻推活塞，驱出气体，接头皮针排气备用	注射器内气体未排净；排气污染针头

续表

操作流程		技术要点	常见错误
注射前	正确卧位（2 分）	· 协助患者取舒适卧位，暴露穿刺侧肢体，寒冷季节注意保暖	穿刺血管暴露不充分
	选择血管（3 分）	· 在穿刺部位以上（近心端）约 6cm 处，扎紧止血带，再次评估血管情况	未再次评估血管
	局部消毒（5 分）	· 以穿刺点为圆心，用蘸有安尔碘的无菌棉签由内向外螺旋形涂抹，消毒范围为直径大约 5cm，注意消毒过的地方不能重复涂抹，在涂抹的过程中无菌棉签必须也要同时旋转。使用过的无菌棉签放入弯盘。同法消毒穿刺部位 2 遍	消毒范围小
注射	核对检查（5 分）	· 再次核对床号、姓名、药名、浓度、剂量、时间、用法	未再次核对
	穿刺血管（5 分）	· 检查有无气泡，取下头皮针无菌套，嘱患轻握拳，以左手拇指绷紧静脉穿刺部位下端皮肤，使其固定，右手持头皮针，沿静脉方向使头皮针与皮肤成 15° ～ 30°，在静脉上方或侧方刺入皮下，再沿静脉走向快速刺入静脉，见回血，可再顺静脉进针少许	穿刺不成功
	注射药物（5 分）	· 穿刺成功后松开止血带，嘱患者松拳，固定针头，根据药物要求速度推注药物，观察患者面色，并询问有无不适	推注药液速度过快或过慢
	快速拔针（5 分）	· 松止血带，嘱患者松拳，将无菌棉签竖压在穿刺部位上 0.5 ～ 1cm，快速拔针，按压 5 ～ 10min	按压方法不正确
	再次核对（5 分）	· 再次核对患者床号、姓名、腕带信息及药液	未再次核对
注射后	安置患者（5 分）	· 协助患者取舒适卧位 · 嘱针眼处勿揉，24h 勿沾水	患者卧位不舒适

续表

操作流程		技术要点	常见错误
注射后	整理用物（5分）	·整理床单位，用物分类正确处理	未整理床单位
	洗手记录（5分）	·取手消毒剂，按“六步洗手法”的正确顺序洗手 ·记录注射时间并签字	洗手顺序颠倒
综合评价	整体素质（5分）	·操作熟练，动作轻巧，一针见血 ·沟通有效，注重人文关怀 ·遵守无菌原则	—
	操作时间（5分）	·操作时间5min	—

二十五、静脉输液泵使用技术

操作流程		技术要点	常见错误
准备	个人准备（4分）	·仪表端庄，着装整洁，洗手，戴口罩	口罩佩戴有缝隙
	物品准备（6分）	·治疗盘内放静脉输液泵、一次性输液器2套、止血带、小枕、弯盘、0.5%碘伏或安尔碘、无菌棉签、胶布、一次性头皮针、遵医嘱所用液体和药物、病历、输液卡（注明床号、姓名、药名、剂量、用法、时间）、输液架、剪刀、砂轮、30mL注射器、手消毒剂、笔、手表、锐器盒，必要时备网套、开瓶器，按顺序合理放置	—
评估	病情评估（5分）	·携用物至床旁，查对床号、姓名、腕带信息 ·评估患者病情、意识状态及合作程度	评估不全面

续表

操作流程		技术要点	常见错误
评估	沟通解释（3分）	·告知患者或家属输液泵输液的目的及药物作用，根据病情向患者或家属解释取得合作 ·询问是否需要大小便	解释不到位
	局部评估（3分）	·评估患者皮肤及血管情况，选择穿刺血管	选择血管不合适
	仪器评估（4分）	·将输液泵妥善固定在输液架上，连接电源，打开开关，查看输液泵各按键、卡口功能是否完好，关闭开关，备用	—
穿刺前	核对加药（10分）	·核对医嘱，检查液体及药物的质量、有效期及瓶盖有无松动，开启瓶塞中心部分，常规消毒瓶口及瓶颈，根据医嘱加药并在瓶签上注明加药时间并签名	加药过程违反无菌操作原则
	管路排气（10分）	·协助患者取合适体位，备胶布。按常规查对液体，消毒，检查输液器的有效期及是否密封良好，插入液体并排气，一次成功，对光检查有无气泡	排气不成功；气泡过多
	安装入泵（10分）	·将输液器软管置于泵的卡式管道内，设定输液速度、输液量及其他需要设置的参数，并锁定	参数设置不正确
穿刺	正确穿刺（10分）	·选择合适血管，置小枕，消毒（面积＞5cm^2），扎好止血带后再次消毒，穿刺成功后固定，松止血带，嘱松拳，撤小枕	穿刺后未松止血带
	启动仪器（5分）	·启动输液泵，观察滴入是否通畅，再次核对床号、姓名、药名、浓度、剂量、时间、用法等	未再次核对
穿刺后	安置患者（10分）	·协助患者取舒适卧位 ·注意观察患者病情及有无输液反应，向患者讲解有关注意事项，放置信号灯开关于患者可及处。输液过程中注意观察患者的输液情况	患者卧位不舒适；未交代注意事项

续表

操作流程		技术要点	常见错误
穿刺后	整理用物（5分）	·整理床单位，用物分类正确处理	未整理床单位
	洗手记录（5分）	·取手消毒剂，按“六步洗手法”的正确顺序洗手 ·记录药物名称、药物剂量、开始时间、泵入速度；在执行单上注明执行时间及执行者	洗手顺序颠倒
综合评价	整体素质（5分）	·操作熟练，动作轻巧，一针见血 ·沟通有效，注重人文关怀 ·遵守无菌原则 ·熟悉机器性能	—
	操作时间（5分）	·操作时间10min	—

二十六、微量注射泵使用技术

操作流程		技术要点	常见错误
准备	个人准备（4分）	·仪表端庄，着装整洁，洗手，戴口罩	口罩佩戴有缝隙
	物品准备（6分）	·治疗盘内放微量泵、延长管2根、止血带、小枕、弯盘、0.5%碘伏或安尔碘、无菌棉签、胶布、20mL注射器2个、10mL注射器2个、一次性头皮针2个、所需药物、10mL生理盐水2支、病历、输液卡（床号、姓名、药名、剂量、用法、时间），输液架、肝素帽、手消毒剂、笔、手表、锐器盒、标签纸、剪刀、砂轮、胶布，按顺序合理放置	—
评估	病情评估（5分）	·携用物至床旁，查对床号、姓名、腕带信息 ·评估患者病情、意识状态及合作程度	评估不全面

续表

操作流程		技术要点	常见错误
评估	沟通解释（3分）	·告知患者或家属微量泵输液的目的及药物作用，根据病情向患者或家属解释取得合作 ·询问是否需要大小便	解释不到位
	局部评估（3分）	·评估患者皮肤及血管情况，选择穿刺血管	选择血管不合适
	仪器评估（4分）	·连接电源，打开微量泵开关，查看微量泵各按键、卡口功能是否完好，关闭开关，备用	未查看各按键及卡口功能；未关闭开关
穿刺前	核对加药（20分）	·先“三查九对”后消毒生理盐水，打开，备用，检查10mL注射器有效期及是否密封，剪开，取出后试通，抽取10mL生理盐水并连接头皮针以备穿刺使用；消毒药液，打开备用，检查20mL注射器有效期及是否密封，剪开，取出后试通，抽取药液，将注明药物名称、剂量、时间、速度的标签贴于注射器上，将抽好的药液连接延长管，排气，对光检查气泡	加药过程违反无菌操作原则
	安装入泵（10分）	·将20mL注射器安装到微量泵上，设定总量、泵入速度，备用	延长管打结
穿刺	正确穿刺（10分）	·选择合适静脉，置小枕，消毒（面积＞$5cm^2$），扎好止血带后再次消毒，穿刺成功后固定，松止血带，嘱松拳，撤小枕	穿刺不成功；穿刺后未松止血带
	启动仪器（5分）	·将已安装入泵的延长管与穿刺成功的头皮针加以肝素帽连接，按下开始键启动注射。观察滴入是否通畅，再次核对床号、姓名、药名、剂量、时间、用法等	未再次核对

续表

操作流程		技术要点	常见错误
穿刺后	安置患者（10分）	·协助患者取舒适卧位 ·注意观察患者病情及有无输液反应，向患者讲解有关注意事项，放置信号灯开关于患者可及处。输液过程中注意观察患者的输液情况	患者卧位不舒适；未交代注意事项
	整理用物（5分）	·整理床单位，用物分类正确处理	未整理床单位
	洗手记录（5分）	·取手消毒剂，按“六步洗手法”的正确顺序洗手 ·记录药物名称、药物剂量、开始时间、泵入速度；在执行单上注明执行时间及执行者	洗手顺序颠倒
综合评价	整体素质（5分）	·操作熟练，动作轻巧，一针见血 ·沟通有效，注重人文关怀 ·遵守无菌原则 ·熟悉机器性能	—
	操作时间（5分）	·操作时间10min	—

二十七、肌内注射技术

操作流程		技术要点	常见错误
准备	个人准备（4分）	·仪表端庄，着装整洁，洗手，戴口罩	口罩佩戴不规范
	物品准备（6分）	·治疗盘内铺无菌治疗巾、一次性注射器2个、注射药物、0.5%碘伏或安尔碘、无菌棉签、砂轮、弯盘、执行单、锐器盒、手消毒剂、医用垃圾桶 ·必要时备肾上腺素	用物准备不全

续表

操作流程		技术要点	常见错误
评估	病情评估（5分）	·携用物至床旁，核对医嘱及患者 ·评估患者病情，了解身体情况，必要时了解药物过敏史	未核对患者床号、姓名、腕带信息
	沟通解释（5分）	·向患者解释肌内注射的目的、药物作用及注射过程中应注意的事项，取得配合	解释不到位
	局部评估（5分）	·评估穿刺部位皮肤有无炎症、破溃、硬结等情况	未评估穿刺部位皮肤
注射前	再次核对（10分）	·按“六步洗手法”的正确顺序洗手，再次核对医嘱及患者 ·检查药名、浓度、剂量、有效期，密封瓶检查瓶口有无松动，瓶身有无裂痕，将瓶倒置，对光检查药液是否浑浊、沉淀或有无絮状物	检查药液过于潦草
	抽吸药液（10分）	·消毒安瓿颈，砂轮划痕，再次消毒后掰开或开启密封瓶瓶盖，消毒瓶口，待干备用 ·检查注射器包装有无破损及有效期，打开，取出，拔下针帽，持注射器刻度朝上，旋转针头至斜面向下并固定针头，试通 ·小安瓿用示指与中指固定，大安瓿用拇指、示指、中指固定，右手持注射器，针尖斜面向下抽吸药液	检查注射器不仔细；未固定针头；安瓿内遗留药液
	再次核对（5分）	·再次核对患者床号、姓名、腕带信息，为患者进行遮挡 ·协助患者背对操作者，下腿屈曲，上腿伸直，暴露注射部位，选择注射部位，定位准确	患者姿势不正确；定位不准确
	核对排气（5分）	·消毒注射部位皮肤（范围5cm²），待干 ·再次核对医嘱及药液，检查有无气泡，排尽注射器内空气，排少量药液入弯盘	药液排出过多

续表

操作流程		技术要点	常见错误
注射	注射药物（10分）	・左手拇指、示指分开绷紧皮肤，右手持针以中指固定针栓，将针头快速垂直刺入2.5～3cm	皮肤未绷紧；进针慢
	推注药物（10分）	・回抽针栓，无回血后缓慢推注，告知患者勿紧张，肌肉放松，观察患者反应 ・注射时做到二快一慢（进针、拔针快，推药慢） ・推注完毕，无菌棉签按压针眼，迅速拔出针头 ・再次核对医嘱及患者	穿刺后未回抽针栓；未检查有无回血；推注药物过快；未观察患者反应
注射后	安置患者（5分）	・协助患者取舒适的卧位，向患者交代注意事项	患者卧位不舒适；未交代注意事项
	整理用物（5分）	・整理患者床单位	未整理床单位
	洗手记录（5分）	・取手消毒剂，按“六步洗手法”的正确顺序洗手，记录签字	洗手顺序颠倒
综合评价	整体素质（5分）	・操作熟练，动作轻巧，沟通有效，注重人文关怀，遵守无菌原则	—
	操作时间（5分）	・操作时间4min	—

二十八、青霉素皮内试验技术

操作流程		技术要点	常见错误
准备	个人准备（4分）	・仪表端庄，着装整洁，洗手，戴口罩	口罩佩戴不规范
	物品准备（6分）	・治疗盘内放0.5%碘伏或安尔碘、75%乙醇、无菌棉签、5mL注射器2个、1mL注射器2个、青霉素、砂轮、生理盐水2支、弯盘、盐酸肾上腺素、执行单、笔、表、锐器盒、手消毒剂、医用垃圾桶	用物准备不全

续表

操作流程		技术要点	常见错误
评估	病情评估（5分）	·携用物至床旁，核对医嘱及患者 ·评估患者病情，了解身体情况及用药史、过敏史	未评估过敏史
	沟通解释（5分）	·向患者解释青霉素皮试的目的及注意事项，取得配合	目的及注意事项解释不到位
	局部评估（5分）	·评估穿刺部位皮肤有无炎症、破溃、硬结等情况	未评估穿刺部位皮肤
皮试液配制	核对检查（5分）	·按“六步洗手法”的正确顺序洗手，再次核对医嘱及患者 ·检查药液质量及有效期，开启青霉素铝盖中心部分并消毒，消毒并打开生理盐水备用	检查药液质量不认真；未消毒
	溶解药液（5分）	·检查5mL注射器有效期、包装是否严密，取出，试通 ·抽取生理盐水4mL，注入青霉素瓶内，充分溶解。消毒瓶口，备用（每mL含20万U）	青霉素未充分溶解直接配制
	查注射器（5分）	·检查1mL注射器有效期、包装是否严密，取出，试通	未检查注射器
	药液配制（10分）	·取青霉素溶液0.1mL+生理盐水至1mL，每mL含2万U；取上液0.1mL+生理盐水至1mL，每mL含2000U；取上液0.25mL+生理盐水至1mL，即成每mL含青霉素500U的皮试液，每次稀释时，均应将药液混匀，注意勿进气泡，如有气泡重新配制	配制过程中进气泡
	做好标记（5分）	·再次核对药液，在针管上注明青霉素皮试液，还应注明配置日期和配置时间	未做标记
注射	再次核对（5分）	·再次核对医嘱及患者，询问过敏史	未再次核对

续表

操作流程		技术要点	常见错误
注射	注射药液（10分）	·选择注射部位（前臂掌侧下1/3处），用75%乙醇消毒皮肤；绷紧皮肤，针尖与皮肤成5°角刺入皮内，针头斜面完全进入皮内后，放平注射器。用左手拇指固定针栓，注入药液0.1mL（含50万U单位），使局部隆起形成一皮丘，可见毛孔显现。注射毕迅速拔针，切勿按压	未绷紧皮肤不；拔针慢
	注意事项（5分）	·再次核对医嘱及患者，记录注射时间，交代注意事项	未再次核对；未记录时间
注射后	安置患者（5分）	·协助患者取舒适的卧位	患者卧位不舒适
	整理用物（5分）	·整理患者床单位，用物分类处理	垃圾未分类处理
	洗手记录（5分）	·取手消毒剂，按“六步洗手法”的正确顺序洗手，记录签字 ·20min后观察结果	洗手顺序颠倒
综合评价	整体素质（5分）	·操作熟练，动作轻柔，无菌观念强；注射部位选择恰当，口述观察结果正确	—
	操作时间（5分）	·操作时间5min	—

二十九、皮下注射技术

操作流程		技术要点	常见错误
准备	个人准备（4分）	·仪表端庄，着装整洁，洗手，戴口罩	口罩佩戴不规范
	物品准备（6分）	·治疗盘内放0.5%碘伏或安尔碘、一次性注射器2个、无菌棉签、药液、弯盘、执行单、笔、表、锐器盒、手消毒剂、医用垃圾桶 ·根据药品种类备砂轮或开瓶器	用物准备不全

续表

操作流程		技术要点	常见错误
评估	病情评估（4分）	·携用物至床旁，核对医嘱及患者 ·评估患者病情，了解患者身体情况	未核对医嘱及患者
	沟通解释（6分）	·向患者解释皮下注射的目的及注射过程中应注意的事项，取得配合	解释不到位
	局部评估（5分）	·评估穿刺部位皮肤有无炎症、破溃、硬结等情况	未评估穿刺部位皮肤
注射前	核对检查（5分）	·按“六步洗手法”的正确顺序洗手，核对医嘱，检查药名、浓度、剂量、有效期，检查瓶口有无松动，瓶身有无裂痕	三查七对不严格
	消毒安瓿（5分）	·开启药品中心部分，消毒瓶口。消毒安瓿颈部，沿颈部划割，再次消毒安瓿颈部，掰开	安瓿未消毒；无菌棉签蘸安尔碘过多或过少
	查注射器（5分）	·检查注射器有效期及包装有无破损，撕开，取出，固定针头，检查针尖是否锐利、有无倒钩。刻度向上，针尖斜面向下，试通	未检查注射器；未固定针头
	抽吸药液（10分）	·小安瓿用食指与中指固定，大安瓿用拇指、食指、中指固定，抽吸药液，排气，套好安瓿备用	安瓿内遗留药液
	准备体位（5分）	·摆体位，腹部注射取平卧位，上臂或臀部注射取侧卧位	体位不舒适
注射	消毒皮肤（5分）	·检查穿刺部位有无硬结、斑块及皮疹，消毒（范围5cm×5cm）	未检查穿刺部位皮肤；消毒范围过小
	核对穿刺（10分）	·再次核对医嘱及患者，检查有无气泡，排少许药液入弯盘，紧绷或捏起皮肤，与皮肤成30°～40°角快速刺入皮下，针头进入1/2～2/3 ·回抽针栓，无回血后缓慢推注，推注完毕，无菌棉签按压针眼，迅速拔出针头	穿刺后未回抽针栓；进针角度不对

续表

操作流程		技术要点	常见错误
注射	注意事项（5分）	·再次核对医嘱及患者，向患者交代注意事项	未再次核对
注射后	安置患者（5分）	·协助患者取舒适的卧位	患者卧位不舒适
	整理用物（5分）	·整理患者床单位，垃圾分类处理	垃圾未分类处理
	洗手记录（5分）	·取手消毒剂，按"六步洗手法"的正确顺序洗手，记录签字	未记录
综合评价	整体素质（5分）	·穿刺部位正确，角度适宜，无菌区与非无菌区的观念明确，动作轻柔，患者痛感较小，无不适感	—
	操作时间（5分）	·操作时间4min	—

三十、冰毯及冰帽物理降温技术

操作流程		技术要点	常见问题
准备	个人准备（4分）	·仪表端庄，着装整洁，洗手，戴口罩	口罩佩戴有缝隙
	物品准备（6分）	·亚低温治疗仪、管路、温度传感器、床单、蒸馏水加至水位线	水位线过低
评估	病情评估（10分）	·核对医嘱，携用物至床旁，核对患者床号、姓名、腕带信息 ·评估患者病情、皮肤情况，有无禁忌证	评估不全面
	沟通解释（5分）	·根据病情向患者或家属做好解释，以取得配合	解释不到位
	仪器评估（10分）	·检查仪器性能；检查冰毯和管路有无破损 ·检查主机水位是否缺水，开机是否通过自检；体温探头是否正常；打开冰毯、冰帽	未检查冰毯是否完好；未检查水位和探头

续表

操作流程		技术要点	常见问题
上机前开机	铺降温毯（5分）	·以卧床患者换床单法垫入冰毯和布单 ·将毯子平铺在病床，相当于患者背部的位置上，并在毯子上面铺上厚度适宜的布单	冰毯折叠；冰毯上未放布单或放太薄、太厚
	摆放主机（5分）	·将主机放置在患者床边或床头，主机背面与物体间距必须大于20cm，固定平稳牢靠，连接电源插头	主机离其他物体太近，不利于散热
	连接仪器（5分）	·连接冰毯与主机，温度传感器探头接触患者 ·避免管道折叠，肛温探头塞入肛门或腋温探头置于腋下并固定，传感器线应避免暴力拉拽，探头避免摔落	管道和探头线折叠；体温探头未紧贴患者皮肤
	设定温度（15分）	·根据患者病情，设定合理温度 ·打开开关，根据病情调节水温范围在4～20℃，设定体温在30～38.5℃，并按医嘱使用镇静剂、肌松剂	温度设定不合理
监护	效果评价（10分）	·随时观察患者体温并q1h记录，根据体温逐步调节主机体温设定温度，最终达到治疗温度，并确保体温探头与皮肤接触紧密，保证检测数据准确，确保室内空气流通，保持床单位干燥、整洁	观察生命体征不及时；检测数据不准确
	观并发症（5分）	·观察患者有无心律失常、呼吸抑制、凝血功能有障碍（或出血倾向）、电解质紊乱（常见低钾）、消化道功能紊乱或出血、低血压、冻伤	观察不及时
停机	结束治疗（10分）	·降温治疗结束复温时先降低物理降温，让体温自然恢复，同时逐渐降低冬眠合剂用量，直至停用，记录患者病情、开停机时间、生命体征变化及治疗效果	先停止药物再停止物理降温

续表

操作流程		技术要点	常见问题
综合评价	整体素质（5 分）	· 操作熟练，解释到位，爱伤观念强	—
	操作时间（5 分）	· 操作时间 10min	—

三十一、温水（乙醇）擦浴降温技术

操作流程		技术要点	常见问题
准备	个人准备（4 分）	· 仪表端庄，着装整洁，洗手，戴口罩	口罩佩戴有缝隙
	物品准备（6 分）	· 治疗盘、治疗碗（内放温度 30 ℃，浓度 25% ～ 30% 乙醇 200 ～ 300mL 或脸盆内放 32 ～ 34℃温水 2/3 满）、小毛巾 2 块、大浴巾、热水袋（内装 60 ～ 70℃热水放入布套中）、冰袋（内装冰块放入布套中）、酌情备衣服、屏风、便器、弯盘、床刷及套、体温表、笔、表	用物准备不全
评估	病情评估（5 分）	· 携用物至床旁，查对患者信息（床号、姓名、腕带），评估患者病情，体温、意识、年龄	未核对；对病情了解不详细，沟通不到位
	沟通解释（5 分）	· 向患者及家属解释操作的目的及时间，询问大小便，按需要给予便器，协助其取合适卧位，关闭门窗	解释不到位
	局部评估（5 分）	· 评估患者皮肤的完整性和对冷刺激的敏感度	未评估皮肤的完整性和对冷刺激的敏感度
擦浴前	用物准备（8 分）	· 头部置冰袋，足部置热水袋，并将大浴巾置于身下，将毛巾用酒精或温水浸湿，拧至半干	水温过冷或过热；冰袋、热水袋放置不正确；未放置；冰袋、热水袋未放入布袋中

续表

操作流程		技术要点	常见问题
擦浴前	环境准备（7分）	·评估、进行环境准备，保证室内温度适宜，用屏风遮挡患者	查对不严格；洗手不合格；未进行环境准备
擦浴	擦拭上肢（10分）	·按“六步洗手法”的正确顺序洗手、戴口罩，再次核对，先暴露擦拭部位，再进行擦浴，时间为3～4min ·协助患者脱去近侧上衣，露出上肢，用准备好的毛巾以呈手套式缠在手上离心方式拍（擦）拭，顺序为侧颈-肩-上臂外侧-前臂外侧-手背，侧胸-腋窝-上臂内侧-肘窝-前臂内侧-手心，同法擦拭对侧，擦到大血管、腋窝处时应稍用力，并延长擦拭时间，用浴巾擦干	擦拭顺序不对；擦拭部位不对；暴露过多；擦拭手法不对；时间过长或过短；毛巾过干或过湿
	擦拭背部（10分）	·垫大浴巾，露出背部，擦拭顺序为颈下-背-臀，时间为3～4min，用大浴巾擦干，更换上衣	顺序不对；暴露过多或过少；手法不对；时间过长或过短；毛巾过干或过湿
	擦拭下肢（10分）	·褪去裤子，垫大浴巾，擦拭顺序为髋部-下肢外侧-足背，腹股沟-下肢内侧-内踝，臀下沟-下肢后侧-腘窝-足跟，同法擦拭对侧，用大浴巾擦干，换上裤子，擦到腹股沟、腘窝处时应稍用力，并延长擦拭时间	时间过长或过短；擦拭手法不正确；暴露过多或过少；顺序错误；毛巾过干或过湿
	观察（5分）	·擦拭过程中，如出现寒战、呼吸脉搏异常等及时通知医生，并向患者交代注意事项擦拭完30min，测量体温并记录，若体温低于39℃，取下冰袋（口述）随时观察患者的体温变化	观察不及时；未交代注意事项；未测量；未记录

续表

操作流程		技术要点	常见问题
擦浴后	安置患者（5 分）	· 取下足部热水袋，撤掉大浴巾，协助患者取舒适卧位，整理床单位	热水袋未取下
	整理用物（5 分）	· 分类整理用物	—
	洗手记录（5 分）	· 取手消毒剂，按“六步洗手法”的正确顺序洗手，记录操作时间，签字	未洗手记录
综合评价	整体素质（5 分）	·操作熟练，动作轻巧，手法正确，患者体温下降，患者感到舒适，沟通有效，注重人文关怀	—
	操作时间（5 分）	· 操作时间 20min	—

三十二、心电监护技术

操作流程		技术要点	常见错误
准备	个人准备（4 分）	· 仪表端庄，着装整洁，洗手，戴口罩	口罩佩戴不规范
	物品准备（6 分）	· 心电监护仪（包括电源线、导联线、地线）、电极贴 5 片、75% 乙醇、治疗碗、纱布、弯盘、笔、执行单、表、手消毒剂、医用垃圾桶，必要时备电源插座	用物准备不全
评估	病情评估（5 分）	· 携用物至床旁，核对医嘱及患者 · 评估患者病情、意识状态及配合程度，有无酒精、胶布过敏史	未核对；对病情了解不详细；沟通不到位
	沟通解释（3 分）	· 根据病情向患者或家属解释心电监护的目的、方法、注意事项及配合要点，以取得配合	解释不到位
	局部评估（3 分）	· 评估患者胸部、上臂及手指的皮肤有无破损、红肿、硬结等 · 评估周围环境、室温、光照情况及有无电磁波干扰	未评估上臂及手指皮肤及周围环境

续表

操作流程		技术要点	常见错误
评估	仪器评估（4分）	·连接电源，打开电源开关，检查心电监护仪性能及导线连接是否正常	未检查仪器性能
监护前	选择部位（7分）	·按“六步洗手法”的正确顺序洗手 ·协助患者取平卧位或半卧位，去除患者身上所有金属及其他导电物品，暴露胸部	部位选择欠准确
	清洁皮肤（8分）	·用乙醇纱布将贴电极片部位和血氧饱和度指套连接部位脱脂后用干纱布擦干，保证电极与皮肤表面接触良好	擦拭范围过小
监护	连接导线（15分）	·再次核对医嘱及患者，将电极片连接至监护仪导联线上，按照监护仪标识要求贴于患者胸部正确位置，应避开伤口，必要时应避开除颤部位	电极连接错位
	连接袖带（10分）	·被测肢体与心脏处于同一水平，伸肘并外展，将袖带平整缠于上臂中部，松紧以放入一到两指为宜，袖带下缘距肘窝2～3cm，测量血压	袖带过紧或过松；位置欠准确
	连接血氧（10分）	·连接血氧饱和度指套于患者指端	连接指套不准确
监护后	设报警限（3分）	·根据患者病情选择清楚的导联（一般是Ⅱ导）为监护导联，保证监护波形清晰、无干扰。观察波形，调节振幅及报警上下限 ·调整心率、血压、呼吸、血氧饱和度报警上下限，观察示波屏上的心电波形	报警限设置不合适
	注意事项（3分）	·再次核对医嘱及患者，告知患者或家属勿自行移动或摘除电极片，勿在监护仪周围使用手机	注意事项交代不全

续表

操作流程		技术要点	常见错误
监护后	观察记录（3分）	·整理用物，洗手，记录监护时间及心电监护各项生命体征	未记录
	撤机（3分）	·核对医嘱及患者 ·向患者解释，取得合作。关监护仪，断开电源，取下电极片。观察局部皮肤情况，用干纱布擦净电极片处皮肤。取下血氧饱和度指套及血压袖带 ·协助患者穿衣，整理用物，心电监护仪消毒备用	未擦拭皮肤
	洗手记录（3分）	·取手消毒剂，按“六步洗手法”的正确顺序洗手，记录签字 ·详细记录心电监护各项生命体征	洗手顺序颠倒
综合评价	整体素质（5分）	·动作迅速、准确、有效，爱伤观念强	—
	操作时间（5分）	·操作时间5min	—

三十三、穿无菌手术衣

操作流程		技术要点	常见错误
准备	个人准备（4分）	·仪表端庄，着装整洁，洗手，戴口罩	口罩佩戴不规范
	物品准备（6分）	·无菌手术衣包	—
评估	环境评估（10分）	·评估环境是否安静、整洁、宽敞	未评估环境
穿衣前	仔细查对（10分）	·将无菌手术衣包放于器械桌面上，检查包外3M胶带上包的名称、灭菌日期和有效期、是否开启、是否干燥	查对不仔细、不全面

续表

操作流程		技术要点	常见错误
穿衣前	打开包皮（10分）	·解开系带挽结，按折叠顺序依次打开第一层包皮（注意只能接触包皮的外面，保持手臂不跨越无菌区），双手消毒后按折叠顺序依次打开第二层包皮	打开包皮时跨越无菌区；污染
穿衣	取手术衣（10分）	·取出无菌手术衣一件，选择较宽敞的空间，面向无菌区	空间狭小
	穿手术衣（20分）	·将衣领提起远离胸前轻轻抖开，检查手术衣有无破损，将手术衣向上轻掷的同时，顺势将双手和前臂伸入衣袖内，并向前平行伸展	未检查手术衣
	协助系带（20分）	·由巡回护士从背后协助牵拉衣领，将手由袖口伸出，双手交叉，提起腰带递与巡回护士，在腰后打结	双手交叉时超过腋中线；手臂上抬过肩或下垂过腰
综合评价	整体素质（5分）	·无菌观念强，动作连贯，操作熟练	—
	操作时间（5分）	·操作时间2min	—

三十四、铺无菌器械台

操作流程		技术要点	常见错误
准备	个人准备（4分）	·仪表端庄，着装整洁,,洗手，戴口罩	口罩佩戴不规范
	物品准备（6分）	·手术器械车2个、无菌器械包、无菌敷料包、无菌大盆包、无菌手术衣包、无菌持物钳、无菌手套，按顺序合理放置	用物准备不全
评估	环境评估（10分）	·评估环境是否安静、整洁、宽敞	未评估环境

续表

操作流程		技术要点	常见错误
铺台前	正确放置（10分）	·将无菌大盆包、无菌手术器械包和无菌敷料包、无菌手术衣包分别放置在2个器械车上，放置时向左倾斜45°	各无菌包摆放不规范
	严格查对（10分）	·查看包外3M胶带上包的名称、灭菌日期、灭菌效果、是否开启、干燥	查对不仔细、不全面
	打开包皮（10分）	·解开系带挽结，用手按折叠顺序依次打开大盆、器械包的第一层包皮，只接触包皮外侧，由里向外展开。器械包的第一层包皮靠近大盆侧翻折10cm，保持手臂不穿过无菌区 ·用无菌持物钳打开第二层包皮，先对侧后近侧，持物钳始终朝下	打开包皮时跨越无菌区；顺序错误；污染
铺台	开器械包（10分）	·刷手、穿无菌手术衣、戴无菌手套后将器械包放置于器械车中央并打开。铺无菌大单、治疗巾（先铺近侧后铺对侧），桌巾下垂桌缘30cm以上，周围距离要均匀	空间狭小
	整理桌面（15分）	·检查包内化学消毒指示卡是否合格，将器械按使用先后顺序及类别排列整齐放于无菌桌面上	桌巾不平整；器械摆放不整齐
铺台后	清点物品（15分）	·按“六步洗手法”的正确顺序洗手，护士与巡回护士严格认真高声唱点各类器械、纱布、纱布垫、纱球2遍，并由巡回护士及时记录在手术护理记录单上	物品清点不认真；声音不洪亮；未及时记录
综合评价	整体素质（5分）	·无菌观念强，动作连贯，操作熟练	—
	操作时间（5分）	·操作时间5min	—

三十五、轴线翻身法

操作流程		技术要点	常见问题
准备	个人准备（4分）	·仪表端庄，着装整洁，洗手，戴口罩	口罩佩戴有缝隙
	物品准备（6分）	·模拟人、翻身长枕、软枕、快速手消毒剂、翻身记录单、笔	用物准备不全
评估	病情评估（5分）	·携用物至床旁，查对患者床号、姓名、腕带信息，评估患者病情及活动情况	未核对；评估病情不全面
	沟通解释（5分）	·根据病情向患者做好解释，翻身的目的及必要性，以取得配合	解释不到位
	局部评估（10分）	·观察患者损伤的部位，伤口有无渗血渗液，引流管是否通畅，有无扭曲、折叠	评估不到位
翻身前	平移患者（15分）	·帮助患者移去枕头，松开床尾 ·三人合作平移患者，站于患者同侧，一人固定患者头部，第二人将双手分别置于患者肩部、腰部，第三人将双手分别置于患者腰部、臀部，三人配合同时移动患者，使患者头、颈、肩、腰、髋保持在同一水平线平移至操作者同侧床旁，无颈椎损伤可不用固定头部，由两人完成	平抬患者用力不均，不能保持脊柱平直，加重损伤
翻身	协助侧卧（20分）	·三人站于患者同侧，三人配合同时使患者头、颈、肩、腰、髋保持在同一水平线翻转患者至侧卧位 ·选择高矮合适的枕头，翻转患者至侧卧位后垫枕头抬高头部，避免颈椎侧弯，保持脊柱平直	翻转患者至侧卧位头部抬高不合适，颈椎扭曲加重损伤
	适当支撑（15分）	·患者取侧卧位后背部放翻身长枕支撑身体，两膝之间垫软枕使双膝自然弯曲	翻身长枕太软、太细达不到足够支撑力，患者易疲劳

续表

操作流程		技术要点	常见问题
翻身后	安置患者（5分）	·关心患者，询问是否舒适，必要时调整肢体位置，整理床单位	未询问患者感受
	洗手记录（5分）	·取手消毒剂，按“六步洗手法”的正确顺序洗手，准确记录翻身时间、皮肤情况及患者情况	未洗手；记录不完全
综合评价	整体素质（5分）	·动作轻柔、准确、有效，爱伤观念强	—
	操作时间（5分）	·操作时间2min	—

三十六、协助患者床上移至平车法

操作流程		技术要点	常见错误
准备	个人准备（4分）	·仪表端庄，着装整洁，洗手，戴口罩	口罩佩戴有缝隙
	物品准备（6分）	·平车上置布单和床罩包好的床垫和枕头、棉被或被罩，必要时备铲式担架	物品准备不全
搬运前	病情评估（10分）	·携用物至床旁，查对患者信息（床号、姓名、腕带）核对医嘱 ·评估患者病情、体重、意识状态、肢体肌力、配合能力；观察患者损伤部位、有无约束带、伤口情况和管路情况等	了解病情不详细
	沟通解释（5分）	·向患者解释搬运的目的和方法，以取得合作，安置好身上的各种导管，准备搬运；昏迷患者搬运前，责任医师及时与患者家属做好解释，取得配合	语言生硬，解释不到位；未移开床旁桌、椅等障碍物
	仪器评估（5分）	·检查平车螺丝有无松动，脚轮的灵活性，输液架是否完好；检查平车是否清洁，如有血迹、污迹及呕吐物及时清除	未检查平车螺丝有无松动

续表

操作流程		技术要点	常见错误
搬运	挪动法（40分）	·移开床旁桌、椅，松开盖被，帮助患者移向床边；平车与床平行并紧靠床边，小轮靠近床头并将平车脚轮制动闸止动，将盖被平铺于平车上；护士抵住平车，帮助患者按上身、臀部、下肢的顺序向平车挪动（从平车移回床上时，先助患者移动下肢、臀部，再移动上身），为患者盖好被，使患者舒适	未设置护栏；挪动顺序不正确
	一人法（40分）	·单人操作将患者移至平车法：将平车推至床尾，使平车头端与床尾成钝角，固定平车；松开盖被，协助患者穿衣；将盖被铺于平车上，患者移至床边；协助患者屈膝，一臂自患者腋下伸至肩部外侧，一臂伸入患者大腿下；患者双臂交叉于搬运者颈后，并双手用力握住搬运者，抱起患者移步转身，将患者轻放于平车中央，为患者盖好被	平车未紧靠床边；护士站立位置不正确
	两人法（40分）	·两名护士协同将患者移至平车法：将平车推至床尾，使平车头端与床尾成钝角，固定平车；松开盖被，协助患者穿衣，将盖被平铺于平车上；二人站于床同侧，将患者移至床边；一名护士一手托住患者颈肩部，另一手托住患者腰部，另一名护士一手托住患者臀部，另一手托住患者腘窝部使患者身体稍向护士倾斜，两名护士同时合力抬起患者，移步转向平车，将患者轻放于平车中央，为患者盖好被	平车头端与床尾未成钝角；搬运时二人动作不协调

续表

操作流程		技术要点	常见错误
搬运	三人法（40 分）	·三名护士协同将患者移至平车法：将平车推至床尾，使平车头端与床尾成钝角，固定平车；松开盖被，协助患者穿衣，将盖被平铺于平车上；三人站于床同侧，将患者移至床边；一名护士托住患者头、肩胛部，另一名护士托住患者背部、臀部，第三名护士托住患者腘窝、小腿部，三人同时抬起，使患者身体稍向护士倾斜，同时移步转向平车，将患者轻放于平车中央，为患者盖好被	搬运过程中未观察病情；三人步调不一致；平车头端与床尾角度不合适
	四人法（40 分）	·四名护士协同将患者移至平车法：移开床旁桌、椅，推平车与床平行并紧靠床边；在患者腰、臀下铺中单；第一名护士站于床头，托住患者头及颈肩部，第二名护士站于床尾，托住患者两腿，第三名护士和第四名护士分别站于床及平车两侧，紧握中单四角，四人合力同时抬起患者，轻放于平车中央，为患者盖好被；患者从平车返回病床时，则反向移动	四人配合动作不协调
	过床易（40 分）	·用“过床易”将患者移至平车法：移开床旁桌、椅，推平车与床平行并紧靠床边，平车与床的平面处于同一水平，固定平车；护士分别站于平车与床的两侧并抵住，站于床侧护士协助患者向床侧翻身，将“过床易”平放在患者身下三分之一或者四分之一，向斜上方 45° 轻推患者；站于车侧护士，向斜上方 45° 轻拉协助患者移向平车，待患者上平车后，协助患者向车侧翻身，将“过床易”从患者身下取出	过床易使用不当

续表

操作流程		技术要点	常见错误
搬运后	安置患者（10分）	·观察患者意识，面色，检查受伤部位有无加重，伤口情况和管道情况，注意保暖	患者体位不全、不舒适
	整理用物（10分）	·取手消毒剂，按“六步洗手法”的正确顺序洗手，整理床单元及用物，铺暂空床	洗手不规范，未整理床单位
综合评价	整体素质（5分）	·动作轻稳，操作熟练，注意接力，移动平稳，卧位得当，注重人文关怀	—
	操作时间（5分）	·操作时间8min	—

三十七、轮椅运送法

操作流程		技术要点	常见错误
准备	个人准备（4分）	·仪表端庄，着装整洁，洗手，戴口罩	口罩佩戴有缝隙
	物品准备（6分）	·轮椅（各部件性能良好），衣服（根据季节酌情准备），软枕（根据患者需要）	用物准备不合理
评估	病情评估（4分）	·轮椅推至患者床旁，核对患者床号、姓名、腕带信息 ·评估患者病情、了解身体情况	评估不全面
	沟通解释（5分）	·向患者解释轮椅运送的目的和方法，以取得合作	解释不到位
	仪器评估（6分）	·检查轮椅性能，检查轮椅螺丝有无松动，检查脚轮的灵活性，检查轮椅是否清洁，如有血迹、污迹及呕吐物及时清除	未检查轮椅螺丝有无松动
上轮椅前	放置轮椅（5分）	·使椅背与床尾平齐，椅面朝向床头，拌制动闸将轮椅止动，翻起脚踏板 ·缩短距离，便于患者坐入轮椅；防止轮椅滑动	未拌制动闸将轮椅止动，未翻起脚踏板

续表

操作流程		技术要点	常见错误
上轮椅前	协助患者穿衣（5分）	·协助患者穿合适的衣裤，做好保暖	衣服不合适
	患者准备（10分）	·扶患者坐起，嘱患者以手掌在床面上，撤掉盖被，扶患者坐起，两脚垂床缘，维持坐姿，协助患者穿好鞋子	准备不到位
上轮椅	坐上轮椅（10分）	·嘱患者将双手置于护士肩上，护士双手环抱患者腰部，协助患者下床，护士协助患者转身，嘱患者用手扶住轮椅把手，坐于轮椅中，翻下脚踏板，协助患者将脚置于脚踏板上，为患者固定好约束带 ·耐心细致为患者做好指导，注意观察患者病情变化	未嘱患者抓紧轮椅扶手；观察病情不到位
	整理推车（10分）	·整理床单位，铺暂空床，观察患者，确定无不适后，放松制动闸，推患者至目的地 ·过门槛时，跷起前轮；下坡时，嘱患者抓紧扶手，保证患者安全	未嘱患者抓紧扶手
	下椅准备（10分）	·将轮椅推至床尾，使椅背与床尾平齐，患者面向床头，扳制动闸将轮椅止动，翻起脚踏板	未扳制动闸将轮椅止动；未翻起脚踏板
下轮椅后	安置患者（10分）	·解除患者身上固定约束带，协助患者站起、转身、坐于床缘，协助患者脱去鞋子及保暖外衣，舒适卧位	卧位不舒适
	整理用物（5分）	·整理床单位，推轮椅置原处，备用 ·取手消毒剂，按“六步洗手法”的正确顺序洗手记录	未整理床单位；未洗手记录
综合评价	整体素质（5分）	·操作方法正确、熟练，患者无不适感，注重人文关怀	—
	操作时间（5分）	·操作时间6min	—

三十八、协助患者更换床单法

操作流程		技术要点	常见错误
准备	个人准备（4分）	·仪表端正，着装整洁，洗手，戴口罩	口罩佩戴有缝隙
	物品准备（6分）	·护理车上按操作先后顺序备床单、中单、被套、枕套、一次性床罩、床刷、手消毒剂	用物准备不全
评估	病情评估（5分）	·携用物至床旁，查对患者床号、姓名、腕带信息 ·评估患者病情、皮肤状况、意识状态、治疗情况等	未核对；对病情了解不详细，沟通不到位
	局部评估（5分）	·评估患者床单洁污情况	未评估床单洁污情况
	沟通解释（5分）	·向患者解释，取得配合	解释不到位
更换前	准备床单（5分）	·按“六步洗手法”的正确顺序洗手，准备床单	洗手不规范
	移床旁桌（5分）	·移开床旁桌距床20cm，移开床旁凳（或放置在不影响操作处）	响声过大
换床单	协助翻身（10分）	·放下床档，移枕，患者手放于胸骨下段，下肢微曲，协助患者翻身至对侧，观察背部及受压情况	卧位不适；未移枕；未观察
	清扫近侧（10分）	·将一次性脏中单卷于患者身下，扫净棉褥，安排妥当各种引流管及输液管道等，松开近侧床单，卷中单于患者身下，扫净棉褥（如有引流管及其他管道时，应先从有的一侧开始更换）	未固定管道；固定不妥当；更换方法不正确；未扫净
	铺近侧单（10分）	·将清洁床单对齐中线铺在床上，包紧近侧上下两角，最后拉紧中单一起垫入床垫下，铺清洁床单，对齐中线，将远侧半边向内卷至患者身下，近侧自床头、床尾、中间展平、拉紧塞于床垫下，铺中单，远侧半边塞于患者身下，近侧半边拉平后一并塞于床垫下	方法不正确；不平整，中线不正；中单未覆盖床单

续表

操作流程		技术要点	常见错误
换床单	铺对侧单（5分）	·协助患者侧卧于铺好的一侧，面向护士，护士转至对侧，卷污中单，污床单卷至床尾与污中单一并放于护理车污衣袋内，扫净褥上渣屑，依次铺床单、中单，协助患者平卧	方法不正确；不平整，卧位不适；未扫净
	更换枕套（5分）	·托住患者头部，将枕头撤出；取下枕套，置于污物袋或治疗车下层；套好枕套，四角充实，拍松枕芯；将枕头放于患者对侧头部，一手托住头部，一手将枕头置于患者头下	枕头不平整；放置不合要求；角不充实
更换后	安置患者（5分）	·协助患者取舒适的卧位，注意保暖	未帮患者取合适体位
	整理用物（5分）	·整理病床单位，被服清洗消毒，桌凳移回原处，必要时开窗通风 ·被服统一收回清洗消毒	桌凳未放回原处
	洗手记录（5分）	·取手消毒剂，按“六步洗手法”的正确顺序洗手，记录签字，详细记录患者皮肤情况	洗手不规范，记录不准确
综合评价	整体素质（5分）	·操作熟练、规范，动作轻柔；沟通有效，注重人文关怀；符合节力原则；床单整洁	—
	操作时间（5分）	·操作时间8min	—

三十九、协助患者移向床头法

操作流程		技术要点	常见错误
准备	个人准备（4分）	·仪表端庄，着装整洁，洗手，戴口罩	口罩佩戴有缝隙
	物品准备（6分）	·床刷、手消毒剂、笔	用物准备不全

续表

操作流程		技术要点	常见错误
评估	病情评估（10分）	·携用物至床旁，查对患者床号、姓名、腕带信息 ·评估患者病情、意识状态、肢体肌力、配合能力，患者有无约束、伤口及各种管路情况，将各种导管及输液装置安置妥当，必要时将盖被折叠至床尾或一侧	未核对；对病情了解不详细；沟通不到位
	沟通解释（5分）	·根据病情向患者或家属做好解释，以取得配合	解释不到位
移动前	准备患者（8分）	·患者平卧，放平床头，将枕头横立于床头	未放平床头
	准备环境（7分）	·妥当安置各种管道，将各种导管及输液装置安置妥当，必要时将盖被折叠至床尾或一侧	管道放置不正确
移向床头	一人法（30分）	·将患者移向床头，视患者病情放平床头，将枕头横立于床头，避免撞伤患者；使患者仰卧屈膝，双手握住床头板；护士一手托住患者肩部，一手托住患者臀部；护士抬起患者的同时，嘱患者脚蹬床面，挺身上移；放回枕头，抬高床头，整理床单位	移动过程中未注意观察患者病情及各种管道的情况；未注意遵循节力原则；对患者拖、拉、拽等
	两人法（30分）	·将患者移向床头，视患者病情放平床头，将枕头横立于床头，避免撞伤患者；患者仰卧屈膝；护士两人分别站在床的两侧，交叉托住患者颈、肩及腰臀部，两人同时用力，协调地将患者抬起，移向床头；亦可两人同侧，一人托住颈、肩及腰部，另一人托住臀部及腘窝，同时抬起患者移向床头，指导患者与护士同时用力；放回枕头，抬高床头，整理床单位	移动过程中未注意观察患者病情及各种管道的情况；未注意遵循节力原则；护士动作不轻稳，对患者拖、拉、拽等

续表

操作流程		技术要点	常见错误
移向床头	观察病情（5分）	·移动过程中注意观察患者病情，有无不适	未观察病情
移动后	安置患者（5分）	·协助患者取舒适的卧位，注意保暖	未帮患者取合适体位
	整理用物（5分）	·整理床单位	未整理床单位
	洗手记录（5分）	·取手消毒剂，按“六步洗手法”的正确顺序洗手，记录操作时间，签字	洗手不规范，记录不准确
综合评价	整体素质（5分）	·操作熟练，动作轻稳；注意节力，注重人文关怀；移动平稳、协调，卧位得当	—
	操作时间（5分）	·一人协助患者移向床头法操作时间3min	—

四十、协助患者翻身侧卧位法

操作流程		技术要点	常见问题
准备	个人准备（4分）	·仪表端庄，着装整洁，洗手，戴口罩	口罩佩戴有缝隙
	物品准备（6分）	·软枕2个、床刷、手消毒剂，必要时备床单、中单、被套、枕套，视病情准备皮肤护理等	—
评估	病情评估（5分）	·携用物至床旁，查对患者床号、姓名、腕带信息 ·评估患者病情、自理能力、皮肤状态、肢体活动情况	未核对；对病情了解不详细，沟通不到位
	沟通解释（5分）	·根据病情向患者或家属做好解释，以取得配合	解释不到位
	局部评估（5分）	·评估患者床单洁污情况	评估不全

续表

操作流程		技术要点	常见问题
翻身前	准备患者（8 分）	·协助患者取仰卧舒适位	患者卧位不舒适
	准备环境（7 分）	·妥当安置各种管道	管道放置不正确
翻身	一人法（15 分）	·协助患者翻身侧卧，患者仰卧，两手放于腹部，两腿屈曲；先将患者两下肢移向护士一侧的床沿，再将患者肩部外移；一手扶肩，一手扶膝，轻轻将患者推向对侧，使患者背向护士；按侧卧位法，用枕头将患者背部和肢体（两膝之间）垫好，使患者舒适、安全	未注意观察患者病情及各种管道的情况；未注意遵循节力原则；护士动作过重，对患者拖、拉、拽等；卧位欠舒适
	两人法（15 分）	·协助患者翻身侧卧，患者仰卧，两手放于腹部（对躁动患者注意适当约束双手），两腿屈曲；护士两人站在床的同一侧，一人托住患者颈、肩及腰部，另一人托住患者臀部和腘窝，两人同时将患者抬起移向自己；分别扶托肩、腰、臀和膝部，轻推患者转向对侧；按侧卧位法，用枕头将患者背部和肢体（两膝之间）垫好，使患者舒适、安全	未注意观察患者病情及各种管道的情况；未注意遵循节力原则；护士动作欠轻稳，对患者拖、拉、拽等；卧位不舒适
	观察皮肤（5 分）	·协助患者翻身侧卧，患者仰卧，两手放于腹部（对躁动患者注意适当约束双手），两腿屈曲；护士两人站在床的同一侧，一人托住患者颈、肩及腰部，另一人托住患者臀部和腘窝，两人同时将患者抬起移向自己；分别扶托肩、腰、臀和膝部，轻推患者转向对侧；按侧卧位法，用枕头将患者背部和肢体（两膝之间）垫好，使患者舒适、安全	未注意观察患者病情及各种管道的情况；未注意未遵循节力原则；护士动作欠轻稳，对患者拖、拉、拽等，卧位不舒适
	观察皮肤（10 分）	·观察患者背部受压情况，根据具体情况做皮肤护理，扫净床单上渣屑，整理床单位，关爱患者，整理用物，洗手	未观察皮肤受压情况，未整理床单位

续表

操作流程		技术要点	常见问题
翻身后	安置患者（5分）	·协助患者取舒适的卧位	患者卧位欠舒适
	整理用物（5分）	·整理床单位	未整理床单位
	洗手记录（5分）	·取手消毒剂，按“六步洗手法”的正确顺序洗手、记录并签字	洗手不规范，记录不准确
综合评价	整体素质（5分）	·操作熟练，动作轻稳，注意节力，注重人文关怀	—
	操作时间（5分）	·操作时间3min	—

四十一、患者约束法

操作流程		技术要点	常见问题
准备	个人准备（4分）	·仪表端庄，着装整洁，洗手，戴口罩	口罩佩戴有缝隙
	物品准备（6分）	·约束带、手消毒剂、笔	未检查约束带完整性
评估	病情评估（5分）	·携用物至床旁，查对患者床号、姓名、腕带信息 ·评估了解病情、意识状态、肢体活动度	未核对；对病情了解不详细，沟通不到位
	沟通解释（5分）	·评估需要使用约束带的种类和时间；向患者或家属解释约束的必要性、安全性、目的、方法、持续时间，以取得配合	解释不到位
	局部评估（5分）	·评估患者约束部位皮肤色泽、温度、完整性等	未评估约束部位皮肤色泽、温度、完整性
约束前	备约束带（7分）	·按“六步洗手法”的正确顺序洗手，根据需要约束的部位准备约束带	约束带准备不合适

续表

操作流程		技术要点	常见问题
约束前	准备患者（8分）	·协助患者取舒适卧位，将肢体处于功能位	患者卧位不舒适；肢体未处于功能位
约束	肢体约束（7分）	·约束患者四肢，暴露患者腕部或踝部，将约束带打成双套结系于两侧床缘，稍拉紧，使之不松脱；整理床单位及用物	约束时肢体未处于功能位；约束带松紧欠适宜
	肩部约束（7分）	·暴露患者双肩；患者双侧腋下垫棉垫；将保护带置于患者双肩下，双侧分别穿过患者腋下，在背部交叉后分别固定于床头；为患者盖好被，整理床单位及用物	约束时肢体未处于功能位；约束带松紧欠适宜
	全身约束（7分）	·多用于患儿的约束将床单折成自患者肩部至踝部的长度，将患者放于中间；用靠近护士一侧的床单紧紧包裹同侧患者的手足至对侧，自患者腋窝下掖于身下，再将床单的另一侧包裹手臂及身体后，紧掖于靠护士一侧身下；如患者过分活动，可用绷带系好	约束时肢体未处于功能位；约束带松紧欠适宜
	观察记录（7分）	·再次查对，实施约束中，随时观察约束部位皮肤有无损伤、皮肤颜色、温度、约束肢体末梢循环状况；定时松解；指导患者和家属在约束期间保持肢体处于功能位，保持适当的活动度	观察不到位、不及时
	解除约束（7分）	·根据病情及约束时间，先解踝部约束带，后解腕部约束带，观察约束部位皮肤有无损伤、颜色、温度、约束肢体末梢循环状况；爱护体贴患者，帮助取舒适卧位，整理床单位及用物，洗手记录签字	解除约束顺序不正确
约束后	安置患者（5分）	·协助患者取舒适的卧位	患者卧位不舒适
	整理用物（5分）	·整理病床单位，约束带送洗衣房清洗	处理用物方法不正确

续表

操作流程		技术要点	常见问题
约束后	洗手记录（5分）	·取手消毒剂，按“六步洗手法”的正确顺序洗手、记录并签字	洗手不规范，记录不准确
综合评价	整体素质（5分）	·操作熟练，动作轻稳；注重人文关怀，肢体处于功能位，局部皮肤无异常	—
	操作时间（5分）	·操作时间10min	—

四十二、痰标本采集法

操作流程		技术要点	常见问题
准备	个人准备（4分）	·仪表端庄，着装整洁，洗手，戴口罩	口罩佩戴有缝隙
	物品准备（6分）	·治疗盘、痰盒、无菌集痰器、24h痰标本备广口集痰器、医嘱标签贴于标本容器、温水、漱口水、手电筒、手消毒剂、病历，昏迷患者另备吸引器、特殊吸痰管、生理盐水、无菌手套，必要时备压舌板、开口器	用物不全
评估	病情评估（5分）	·携用物至床旁，认真核对医嘱及床号、姓名、腕带信息，化验项目等，确认患者信息 ·评估患者意识状态、病情、能否自行咳痰	评估不全面
	沟通解释（5分）	·向患者解释标本采集方法、注意事项及配合要点	目的及注意事项解释不清楚
	局部评估（5分）	·认真检查患者口腔黏膜有无溃疡、感染、咽部有无充血、脓性分泌物等情况	检查不全面
采集前	认真查对（5分）	·按“六步洗手法”的正确顺序洗手，戴口罩，再次查对患者信息及化验项目	未核对

续表

操作流程		技术要点	常见问题
采集前	正确摆位（5 分）	· 协助患者取舒适体位 · 清醒患者取坐位或半坐卧位	体位不合适
采集	标本采集（30 分）	· 常规痰标本：若患者能自行咳痰，患者起床后，未进食前，协助患者取坐位或半坐位，用清水漱口，深呼吸数次后用力咳出气管内第一口痰液置于痰盒内盖，痰液黏稠者可给予雾化吸入，无力咳嗽或不合作者，协助取适当位，由下而上给予叩背，协助咳痰，必要时连接吸痰器吸痰，协助患者漱口，昏迷患者禁止漱口 · 痰培养标本：患者清晨起床后，未进食前，协助患者取坐位或半坐卧位，先漱口液反复漱口，然后用清水漱口后深呼吸数次后用力咳出气管深处的第一口痰置于无菌痰盒内，无力咳痰或不合作者同常规法，协助患者漱口，昏迷、不合作者禁止漱口，先用漱口水反复漱口，再用清水漱口后留取，无力咳痰或不合作者（昏迷），给予叩背，吸痰 ·24h 痰标本：注明留痰起止时间，无菌容器，晨起漱口后（7am）第一口痰至第二天晨起漱口后（7am）第一口痰止。每次咳痰前后都要漱口，防止混入唾液、漱口水、鼻涕等	漱口不彻底，违反无菌操作；扣背手法错误
采集后	再次核对（5 分）	· 再次核对，交代注意事项，查看留取标本是否合格	未查看标本是否合格
	及时送检（5 分）	· 注明留取时间，及时送检	未及时送检
	安置患者（5 分）	· 协助患者漱口，取舒适卧位	漱口不彻底，卧位不舒适

续表

操作流程		技术要点	常见问题
采集后	整理用物（5分）	·整理患者床单位	—
	洗手记录（5分）	·取手消毒剂，按“六步洗手法”的正确顺序洗手，记录并签字	未洗手记录
综合评价	整体素质（5分）	·操作方法正确、熟练，患者无不适感，指导患者正确用氧	—
	操作时间（5分）	·操作时间少于5min	—

四十三、口咽拭子标本采集技术

操作流程		技术要点	常见错误
准备	个人准备（4分）	·仪表端庄，做好二级防护（戴N95及以上医用防护口罩、一次性无菌帽、护目镜/防护面屏、一次性防护服、鞋套、双层乳胶手套、防护靴套），符合院感要求	二级防护不到位
	采集用品准备（6分）	·手消毒剂、采样管、口咽拭子、压舌板、手电筒、一次性乳胶手套、标本袋、医用垃圾桶、标本运输箱（冰块）、记号笔、消毒喷壶	未准备压舌板、手电筒
评估	穿戴区评估（4分）	·环境是否清洁，是否符合医院感染防控要求 ·检查消毒用品、桌子、椅子、医疗废物专用包装袋、垃圾桶是否充足适用	评估环境不到位
	采集区评估（6分）	·环境是否清洁、通风是否良好，光线是否充足，是否符合医院感染防控规范 ·检查标本存放容器、消毒用品、生物安全转运箱（4℃冰箱）、桌子、椅子、医疗废物专用包装袋、医疗废物周转箱（桶）是否充足适用	垃圾袋未套双层

续表

操作流程		技术要点	常见错误
评估	受检者评估（3分）	·一般健康状况、配合程度、询问口腔和咽部情况、查看口腔黏膜有无破损	未评估口腔黏膜
采集前	核对（6分）	·核对受检者姓名、性别、年龄等身份信息 ·检查标签确保受检者标本与所用采样管是否一致，做好标识，确保可追溯	核对不全面
	解释（6分）	·解释操作目的、方式及配合方法，取得患者配合	解释不到位
采集	手消毒（5分）	·严格按“六步洗手法”的正确顺序洗手	洗手欠规范
	体位（5分）	·指导受检者头稍后仰、张口，发“啊”音。必要时使用压舌板	暴露咽部不充分
	采集（15分）	·取出拭子，避开舌根部，暴露咽后壁，使用拭子适度用力来回擦拭双侧腭扁桃体、咽后壁上下部位至少3次，取出拭子。注意避免触及舌头、悬雍垂等处 ·迅速将拭子插入采样管中，沿折线标志处下压折断，使拭子前端充分浸泡在标本保存液中。严禁直接用手折断拭子或其他污染拭子的情况	采集位置不正确
	封存（10分）	·旋紧瓶盖，如果是单人管，将采样管放入标本袋中封紧袋口，双层样本袋封存，垂直放入暂存容器（或消毒后放入标本运输箱）。如果是混检，等待下一位受检者，待满管后，将采样管放入标本袋中封紧袋口，双层样本袋封存，垂直放入暂存容器（或消毒后放入标本运输箱）	未检查采样管是否密封完好

续表

操作流程		技术要点	常见错误
采集后	评估患者（5分）	·评估患者感受，观察口腔、咽部黏膜有无损伤、出血	未再次评估患者
	标本处理（5分）	·检查标本，把暂存容器内所有标本消毒后垂直放置在生物安全运送箱，用75%乙醇或2000mg/L含氯消毒液喷洒样本袋及转运箱内外表面 ·标本及时交接送检	未消毒转运箱
	洗手整理用物（5分）	·取手消毒剂，按“六步洗手法”的正确顺序洗手或更换手套，整理用物	洗手欠规范
综合评价	整体素质（5分）	·全程动作熟练、规范，符合操作原则 ·言语通俗易懂，态度和蔼，关爱患者，沟通有效	动作欠熟练
	物品处理（5分）	·使用后物品处理符合院感要求	无菌观念不强
	操作时间（5分）	·操作时间3min	操作超时

四十四、鼻咽拭子标本采集技术

操作流程		技术要点	常见错误
准备	个人准备（4分）	·仪表端庄，做好二级防护（戴N95及以上医用防护口罩、一次性无菌帽、护目镜/防护面屏、一次性防护服、鞋套、双层乳胶手套、防护靴套），符合院感要求	二级防护不到位
	采集用品准备（6分）	·手消毒剂、采样管、鼻咽拭子、手电筒、一次性乳胶手套、标本袋、医用垃圾桶、标本运输箱（冰块）、记号笔、消毒喷壶	未准备手电筒

续表

操作流程		技术要点	常见错误
评估	穿戴区评估（4分）	·环境是否清洁，是否符合医院感染防控要求 ·检查消毒用品、桌子、椅子、医疗废物专用包装袋、垃圾桶是否充足适用	评估环境不到位
	采集区评估（6分）	·环境是否清洁、通风是否良好，光线是否充足，是否符合医院感染防控规范 ·检查标本存放容器、消毒用品、生物安全转运箱（4℃冰箱）、桌子、椅子、医疗废物专用包装袋、医疗废物周转箱（桶）是否充足适用	垃圾袋未套双层
	受检者评估（3分）	·一般健康状况、配合程度、询问鼻腔和咽部情况、评价有无禁忌（服用抗凝药物、做过鼻腔手术）及其他影响操作的情况，查看鼻中隔是否弯曲、鼻腔黏膜有无破损	未评估采样禁忌证
采集前	核对（3分）	·核对受检者姓名、性别、年龄等身份信息 ·检查标签确保受检者标本与所用采样管是否一致，做好标识，确保可追溯	核对不全面
	解释（4分）	·解释操作目的、方式及配合方法，取得患者配合	解释不到位
采集	手消毒（5分）	·严格按“六步洗手法”的正确顺序洗手	洗手欠规范
	体位（5分）	·指导受检者充分放松，平静呼吸，头稍后仰约70°	患者头后仰不充分
	测量（5分）	·取出拭子，测量采样深度（鼻孔距耳郭距离）	测量方法不正确

续表

操作流程		技术要点	常见错误
采集	采集（15分）	·采样人员一手轻扶受检者的头部，一手将拭子平行于上颚置入鼻腔，稍做停留并轻轻旋转1周，缓慢退出 ·迅速将拭子插入采样管中，沿折线标志处下压折断，使拭子前端充分浸泡在标本保存液中。严禁直接用手折断拭子或其他污染拭子的情况	爱伤观念不强、动作粗暴
	封存（10分）	·旋紧瓶盖，如果是单人管，将采样管放入标本袋中封紧袋口，双层样本袋封存，垂直放入暂存容器（或消毒后放入标本运输箱）。如果是混检，等待下一位受检者，待满管后，将采样管放入标本袋中封紧袋口，双层样本袋封存，垂直放入暂存容器（或消毒后放入标本运输箱）	未检查采样管是否密封完好
采集后	评估患者（5分）	·评估患者感受，观察口腔、鼻腔、咽部黏膜有无损伤、出血	未再次评估患者
	标本处理（5分）	·检查标本，把暂存容器内所有标本消毒后垂直放置在生物安全运送箱，用75%乙醇或2000mg/L含氯消毒液喷洒样本袋及转运箱内外表面 ·标本及时交接送检	未消毒转运箱
	洗手整理用物（5分）	·规范手消毒或更换手套，整理用物	洗手欠规范
综合评价	整体素质（5分）	·全程动作熟练、规范，符合操作原则 ·言语通俗易懂，态度和蔼，关爱患者，沟通有效	动作欠熟练

续表

操作流程		技术要点	常见错误
综合评价	物品处理（5分）	·使用后物品处理符合院感要求	无菌观念不强
	操作时间（5分）	·操作时间3min	操作超时

四十五、压疮护理技术

操作流程		技术要点	常见错误
准备	个人准备（4分）	·仪表端正，着装整洁，洗手，戴口罩	口罩佩戴有缝隙
	物品准备（6分）	·纱布、生理盐水、无菌棉签、注射器、手消毒剂、笔、泡沫敷料	用物准备不全
评估	病情评估（5分）	·评估患者全身状态：高热、消瘦或肥胖、昏迷或躁动、疼痛、年老体弱、大小便失禁、水肿等高危因素	评估不全面
	沟通解释（5分）	·告知患者或家属，皮肤护理可以保持皮肤清洁，皮肤感染和压力伤的发生，促进血液循环	解释不到位
	局部情况（5分）	·观察患者皮肤营养状况：皮肤弹性、颜色、温度、感觉，观察患者受压皮肤状况：潮湿、压红，压红消退时间、水疱、破溃、感染	操作过程中未注意患者的及时保暖
护理前	认真查对（5分）	·携用物至床旁，查对床号、姓名、腕带信息，酌情关闭门窗，必要时用屏风遮挡，保护患者隐私	未核对；未遮挡
	准备患者（10分）	·协助患者取适当体位（侧卧位或俯卧位），背向操作者掀起上衣至肩部，脱裤至臀下，掀起盖被搭于患者身上，覆盖床罩	卧位不合适；按摩部位暴露不充分；暴露过多，未覆盖床罩
护理	压力伤处理（20分）	·以骶尾部为例将护理垫置患者身下，用无菌棉签或无菌纱布蘸取生理盐水反复清洗压力伤部位，待干，判断患者压力伤分期	未置护理垫；压力伤部位未待干；压力伤分期判断不准确

续表

操作流程		技术要点	常见错误
护理	护理措施（15 分）	·1 期压力性损伤：防止再次受压，增加翻身次数，水胶体或泡沫敷料外敷 ·2 期压力性损伤：有水疱时，未破的小水疱要减少摩擦，防止破裂感染，使其自行吸收；大水疱（直径≥ 5mm）可在无菌操作下用注射器抽出疱内液体，用泡沫敷料或水胶体敷料覆盖 ·3 期压力性损伤：要尽量保持局部清洁、干燥，减少渗出，以外科无菌换药法处理创面，对坏死组织可用一些去腐生肌的药物或水凝胶敷料清创，并结合外科清创，创面新鲜后处理同 2 期压力性损伤 ·4 期压力性损伤：应清洁创面，去除坏死组织，保持引流通畅，促进愈合若已形成黑痂，则使用水凝胶 + 泡沫敷料或水胶体敷料；若有黄色腐肉，使用去腐生肌的药物或水凝胶敷料 + 泡沫敷料；已形成窦道（潜行）者，渗出液多者用藻酸盐填充条，渗出液少者用泡沫敷料，感染创面可酌情用银离子敷料抗感染 ·不可分期压力性损伤：若患者病情许可，先进行清创，然后根据各期特点采取相应治疗措施，同时采取减压措施，防止继续受压 ·深部组织损伤：皮肤完整时采用与 1 期压力性损伤类似的方法局部减压，待坏死组织界限分明时实施自溶清创结合保守性锐器清创，分次逐步清除坏死或失活组织，再准确分期，按分期处理	口述缺项，处理不准确

续表

操作流程		技术要点	常见错误
护理后	安置患者（5分）	·协助患者取合适卧位，穿好衣裤，扫净床上渣屑，整理床单位，注意保暖	卧位不适，未整理床单位
	整理用物（5分）	·分类整理用物及床单位	用物分类处理错误
	洗手记录（5分）	·取手消毒剂，按“六步洗手法”的正确顺序洗手，及时记录	洗手不规范，记录不准确
综合评价	整体素质（5分）	·操作熟练、规范；手法正确，沟通有效，注重人文关怀；皮肤清洁，无压红；有压疮患者护理方法正确	—
	操作时间（5分）	·操作时间6min	—

第二章
专业技术操作

第一节 内科技能操作

一、无创呼吸机应用技术

操作流程		技术要点	常见错误
准备	个人准备（4分）	·仪表端庄，着装整洁，洗手，戴口罩	口罩佩戴有缝隙
	物品准备（6分）	·无创呼吸机及配件（螺纹管道、面罩、头带）、灭菌注射用水、中心供氧装置、一次性输氧管、剪刀、治疗卡、手消毒剂、记录单、病历、听诊器	面罩或头带选择不妥当
评估患者	病情评估（5分）	·携用物至床旁，查对患者床号、姓名、腕带信息，根据患者面部情况，选择合适面罩 ·评估患者意识状态、呼吸频率，有无禁忌证（大咯血、上呼吸道阻塞、无自主呼吸、痰液过多等）、听诊双肺呼吸音，查看患者血气情况	评估简单，听诊部位不准确
	沟通解释（5分）	·向患者及家属解释无创呼吸机使用目的及注意事项，抬高床头取得配合	目的及注意事项解释不清楚
	仪器评估（5分）	·检查管道、面罩有无破损机器连接管道，插电源，开总开关，检查机器性能，试通气	检查不仔细
上机前	面罩吸氧（5分）	·选择合适面罩，连接吸氧管，根据病情调节氧气流量，将面罩轻扣于患者面部，面罩带固定松紧合适，指导患者有效的呼吸技巧并观察患者使用情况，减轻患者紧张心理	面罩大小不合适，面罩带固定过紧
	加灭菌水（5分）	·打开灭菌水，取下湿化器，加灭菌水至合适水位线，避免外漏（不要超过水位线），安装至呼吸机	灭菌水外漏，过多或过少

续表

操作流程		技术要点	常见错误
上机前	调节参数（5 分）	·连接管道，打开总开关，根据患者情况设置模式，调节参数（如：设 ST 模式，IPAP 8 ～ 20cmH_2O，EPAP 4 ～ 15cmH_2O，呼吸频率 8 ～ 16 次 / min 等）	未根据病情设置模式及调节参数
开机	仪器开机（5 分）	·观察患者面罩适应情况，有无喘憋加重，有无烦躁不安，无上述情况连接呼吸机管道，开始通气，固定头带，调节湿化器，观察指示灯是否正常工作	面罩适应情况评估不良，头带过松或过紧
	观察病情（10 分）	·通气过程中观察患者的神志、人机配合情况，有无烦躁不安，出汗等，观察各监测数值（心率、血氧饱和度等）；观察呼吸机运转情况，根据病情变化及时调整呼吸机参数，做好记录（口述），及时处理呼吸机报警，上机 30min 后复查血气，观察使用过程中并发症情况（口述）	观察病情不全面，并发症叙述不全
	注意事项（5 分）	·协助患者取适当体位，再次向患者及家属讲解呼吸机使用中注意事项及特殊情况紧急处理	注意事项交代不全面
	洗手记录（5 分）	·按“六步洗手法”的正确顺序洗手、记录患者呼吸机机型、时间、模式、参数、运行情况，以及患者各项监测指标及体征变化、治疗效果等	洗手欠规范；记录不准确
	停呼吸机（10 分）	·遵医嘱停机，查对患者床号姓名，向患者解释停止目的，解开头带，暂停通气同时取下面罩，关闭总开关，更换吸氧管道给予鼻导管吸氧，调整合适氧流量	取面罩与关机顺序错误，未更换吸氧管道，氧流量未调整
撤机	安置患者（5 分）	·根据病情取合适的卧位，吸氧者保持管道通畅，吸氧流量合适，密切观察患者病情变化	患者卧位不舒适；氧流量不合适

续表

操作流程		技术要点	常见错误
撤机	整理用物（5分）	·整理病床单位，拆除呼吸机管道，正确处理用物，重复使用呼吸机管路做好消毒，一次性使用呼吸机管路按医疗废物处置，做好呼吸机保养与维护（口述）	处理用物方法不正确
	洗手记录（5分）	·取手消毒剂，按“六步洗手法”的正确顺序洗手，及时记录停机时间和生命体征变化情况	洗手不规范，记录不准确
综合评价	整体素质（5分）	·操作熟练、动作轻巧、沟通有效、注重人文关怀、熟悉机器性能	—
	操作时间（5分）	·操作时间5min	—

二、有创呼吸机应用技术

操作流程		技术要点	常见错误
准备	个人准备（4分）	·仪表端庄，着装整洁，洗手，戴口罩	—
	物品准备（6分）	·呼吸机、呼吸回路、无菌注射用水、输液器、无菌手套、模肺、听诊器、压力表、酒精棉片、弯盘、手消毒剂、笔	—
评估	病情评估（5分）	·携用物至床旁，查对患者信息（床号、姓名、腕带） ·评估患者病情、标准体重、生命体征，肺功能等	未核对或只核对一项；评估不到位
	沟通解释（5分）	·对清醒患者及家属解释使用呼吸机的目的、必要性及注意事项，取得患者合作	解释不到位
	人工气道评估（5分）	·评估患者气管插管或气管切开处固定是否牢固，插管深度，监测气囊压力	评估不全

续表

操作流程		技术要点	常见错误
上机前	安装管路（5 分）	·按“六步洗手法”的正确顺序洗手，戴口罩，戴手套，检查呼吸机各部件是否完好，连接中心供氧（或氧气筒）、气源和电源，将湿化器装于加温器上，安装细菌过滤器，连接呼吸机管路、湿化罐 ·依次打开湿化罐和主机向湿化器内加无菌注射用水至所需刻度，调节至所需温度，一般出口温度 32~36℃（根据患者痰液黏稠度调节加温位置）	呼吸回路连接错误，污染管路；湿化器未加水
	开机自检（5 分）	·依次打开空气压缩机及呼吸机开关，完成机器自检工作	开机顺序不正确
	设置参数（5 分）	·根据病情、标准体重血气分析选择呼吸机模式，调节各参数 ·选择所需模式：A/C、SIMV、SPONT；成人参数为呼吸频率 12 ～ 20 次 /min、潮气量 8 ～ 12mL/kg；吸呼比 1∶（1.5 ～ 2），限制性通气障碍 1∶1.5，阻塞性通气障碍 1∶(2 ～ 2.5)；压力设置，PEEP 选择，3 ～ 10cmH$_2$O, PS 10 ～ 20cmH$_2$O；触发灵敏度：压力触发 −1 ～ −3cmH$_2$O，流量触发 1 ～ 3L/min；氧浓度一般 40% ～ 50%，COPD 患者 30% ～ 40%	通气模式和参数不正确
	设置报警（5 分）	·报警设置：设定范围上下限（气道压力上限一般为 40cmH$_2$O，下限低于 PEEP 2 ～ 3cmH$_2$O，分钟通气量上限 MV 预测值 +4L/min，下限为 MV 预测值 −4L/min，潮气量上限为 Vt 预测值 +200 ～ 300mL，下限为 Vt 预测值 −200 ～ −300mL，窒息时间 20s）	报警线设置不合适

续表

操作流程		技术要点	常见错误
上机前	测试准备（5 分）	·连接模拟肺检查呼吸机运转情况，检查呼吸机各管道、湿化器、模拟肺连接是否紧密，管道有无漏气，机器运转是否正常，保持管路上储水瓶处于管道的最低位置 ·协助患者取平卧位或半卧位，尽可能半卧位以利于呼吸机治疗，预防呼吸机相关性肺炎	患者体位不合适
上机	上机（5 分）	·各功能显示准确无误，检查患者气道，若无异常，取下模拟肺，连接患者的气管插管或气管切开接头	未给予纯氧吸入，气囊未充气
	观察（5 分）	·密切观察患者带机后的反应，呼吸机运转情况，观察患者生命体征的变化 ·根据患者病情及时调整呼吸机支持模式和相应参数及时清除呼吸道分泌物，保持呼吸道通畅	观察不仔细；清理呼吸道不彻底
	洗手记录（5 分）	·向患者及家属交代注意事项及特殊情况紧急处理 ·整理用物，洗手，记录患者呼吸机机型、时间、模式、参数、运行情况，以及患者各项监测指标及体征变化、治疗效果等	解释不到位；记录不详细
停机	停机（10 分）	·患者病情好转，遵医嘱停用呼吸机，或间歇停用呼吸机 ·做好心理护理，调整患者舒适体位，监护生命体征，备好急救物品，呼吸机工作模式处于待机状态，分离呼吸机与呼吸机连接处，为患者吸氧 ·停机后 30min 复查血气，若患者病情稳定、血气正常，呼吸机待机 1 ~ 2h，患者无异常情况，关呼吸机开关、湿化罐开关、电源开关、气源开关。关爱患者，整理床单位及用物，再次查对患者信息	呼吸机未待机直接关机，关机顺序错误；未整理用物

续表

操作流程		技术要点	常见错误
停机	安置患者（5分）	·协助患者取舒适的卧位 ·如病情允许，患者取半卧位，使膈肌下移，有利于呼吸	患者卧位不舒适
	整理用物（5分）	·拆除呼吸机管道，正确处理用物，重复使用呼吸机管路做好消毒，一次性使用呼吸机管路按医疗废物处置，做好呼吸机保养与维护	呼吸机保养与维护不正确
	洗手记录（5分）	·取手消毒剂，按“六步洗手法”的正确顺序洗手，详细记录停机时间及患者病情	洗手方法不正确
综合评价	整体素质（5分）	·操作熟练、规范；动作轻巧、敏捷	—
	操作时间（5分）	·操作时间10min	—

三、无创心排血量测量技术

操作流程		技术要点	常见错误
准备	个人准备（4分）	·仪表端庄，着装整洁，洗手，戴口罩	—
	物品准备（6分）	·无创心排机、专用电极、酒精棉片、弯盘、手消毒剂、笔	—
评估	病情评估（10分）	·核对医嘱，携用物至床旁，查对患者信息（床号、姓名、腕带） ·评估患者病情、心率、血压、CVP的情况；判断有无无创心排监测禁忌证：主动脉关闭不全，严重高血压（MAP＞130mmHg），心动过速（HR＞250次/min），患者身高＞230cm或身高＜123cm，体重＞155kg或体重＜30kg，以上患者不适合无创血液动力学监测，安装起搏器患者禁忌	未掌握禁忌证；向患者解释欠全面

续表

操作流程		技术要点	常见错误
评估	沟通解释（5分）	·根据病情向患者或家属做好解释，告知患者监测无创心排血量的目的、方法及注意事项，以取得合作	解释不到位
	仪器评估（5分）	·检查仪器性能，导线完好，处于备用状态	未检查仪器性能，导线
监测前	正确摆位（5分）	·协助患者平卧位，贴电极贴部位脱脂	患者卧位不合适；脱脂不彻底
	开机自检（20分）	·连接电源，开机，检查仪器性能完好，连接患者，血压袖带对准肱动脉波动处，左右颈根部各放一对电极，腋中线以胸骨剑突为基准左右各放一对电极，所有电极的大头向心方向放置	放置电极位置及方向不正确
监测	输入信息（15分）	·输入患者信息 ·患者保持安静，主机面板显示欢迎屏“-Bioz.com”，按“EXIT”键显示患者信息屏，按左侧↓键依次输入：Name、Gender、Height、Weight、Age、BP（自动测量），依次输入完毕	输入信息错误；操作不熟练
	打印结果（10分）	·输入完毕后进入监护屏显示数据，显示数据后依次按键:Print→CURRENTPTRECORD→TURNPACEDETECTOFF,“Print”键指示灯亮，打印患者汇总的报告记录单	操作不熟练，不能显示结果
停机	结束治疗（7分）	·关机，撤离连接导线、袖带，协助患者取合适卧位，交代注意事项 ·整理用物，关主机、打印机，断开电源	未整理用物；卧位不合适
	洗手记录（3分）	·取手消毒剂，按“六步洗手法”的正确顺序洗手，记录监测时间及监测结果	未洗手记录

续表

操作流程		技术要点	常见错误
综合评价	整体素质（5分）	·操作熟练，解释到位，爱伤观念强	—
	操作时间（5分）	·操作时间 10min	—

四、中心静脉压测量技术

操作流程		技术要点	常见错误
准备	个人准备（4分）	·仪表端庄，着装整洁，洗手，戴口罩	—
	物品准备（6分）	·有创压力模块、一次性压力传感器、加压带、支架、无菌纱布、肝素盐水 250mL（10U/mL）、弯盘、无菌棉签、0.5% 碘伏、手消毒剂、记录单、笔	用物准备不全
评估测压前	病情评估（5分）	·核对医嘱，携用物至床旁，查对患者床号、姓名、腕带信息 ·评估患者病情、心率、血压、尿量、循环状态；评估患者的输液速度和量，了解出入量变化；评估中心静脉导管情况	评估患者不全面
	沟通解释（5分）	·对清醒患者或家属解释监测中心静脉压目的和注意事项，取得患者合作	目的及注意事项解释不清楚
	仪器评估（5分）	·检查多功能监护仪、有创压力模块功能完好，安装有创压力模块，激活多功能监护仪的有创压力参数，选择所需标名 CVP	未激活或选择标名不正确
	正确摆位（5分）	·人工气道的患者先吸净气道内分泌物，协助患者取平卧位，保持安静；固定支架，调节托盘测压点与患者腋中线呈同一水平	患者体位不合适；测压点不准确

续表

操作流程		技术要点	常见错误
评估测压前	连接管路（10分）	·按“六步洗手法”的正确顺序洗手，将肝素盐水250mL消毒后连接一次性换能器，各连接处紧密，将压力传感器和延长管彻底排气，延长管端接中心静脉导管，固定压力传感器于支架上；将肝素盐水250mL置于压力袖带中，按压加压气囊进行加压，使压力达到300mmHg（液体速度为3mL/h），换能器连接有创压力模块导连线	管路连接不紧密，内有气泡；加压压力不正确
测压	校零监测（30分）	·冲洗管道，校正“0”点，测中心静脉压 ·患者保持安静，关闭所有与中心静脉管道相关输液通道，校正“0”点，压力传感器仅与大气相通，点击校零键，显示校零成功，可看到CVP回复到“0”水平，同时数值显示“0”；转动换能器上的三通，使压力传感器仅与CVC相通，监护仪上即显示CVP的波形和数值，取稳定CVP值即为所测的CVP值，机械通气患者考虑到PEEP对CVP的影响或脱机后取稳定CVP值即为所测的CVP值	校零不成功；数据不准确；干扰因素多
测压后	关闭通路（10分）	·中心静脉导管需输液时关闭压力传感器通路，防止血液或液体倒流，打开输液通路；单独测CVP时，定时加压气囊进行加压，使压力达到300mmHg（液体速度为3mL/h），保持管路通畅	血液或液体倒流入传感器
	整理用物（5分）	·整理用物，交代注意事项 ·取手消毒剂，按“六步洗手法”的正确顺序洗手，记录所测的压力	患者卧位不合适，未整理用物，未洗手记录

续表

操作流程		技术要点	常见错误
测压后	效果评价（5分）	·操作熟练，无菌操作，正确连接管路，熟知监测 CVP 意义	—
综合评价	整体素质（5分）	·动作迅速、准确、有效，爱伤观念强	—
	操作时间（5分）	·操作时间 8min	—

五、经鼻 / 口腔吸痰法

操作流程		技术要点	常见错误
准备	个人准备（4分）	·仪表端庄，着装整洁，洗手，戴口罩	口罩佩戴不规范
	物品准备（6分）	·治疗盘内放无菌吸痰管3套、一次性治疗碗2个、0.9%氯化钠溶液、剪刀、无菌纱布、治疗碗、听诊器、手电筒、执行单，中心负压吸引或电动负压吸引装置一套、手消毒剂、医用垃圾桶 ·按需准备压舌板、口咽通气管	用物准备不全
评估	评估患者（5分）	·核对医嘱及患者，昏迷患者核对腕带 ·评估患者病情、意识状态、观察患者心电监护各项参数（呼吸、血压、心率、血氧饱和度）、痰液的性质、量及咳痰能力、心理状态及配合程度；听诊双肺呼吸音判断有无吸痰指征	未观察生命体征；听诊部位不正确；听诊时间短
	沟通解释（5分）	·对清醒患者，告知患者吸痰的目的、方法、注意事项及配合要点，以取得合作	解释不到位
	局部评估（5分）	·评估患者口、鼻腔黏膜情况，取下活动义齿，持续肠内营养输注患者暂停输注	口鼻腔检查不仔细

续表

操作流程		技术要点	常见错误
评估	仪器评估（5分）	·检查中心负压吸引或电动吸引器性能及各管道连接正确，调节负压适宜	管道连接错误；吸引器无压力
吸痰前	正确摆位（5分）	·协助患者取侧卧位或平卧位头偏向一侧	患者体位不合适
	调氧流量（5分）	·分离吸氧管，调节氧流量至6～8L/min，连接吸氧管，使血氧饱和度≥95%	未调节氧流量或调节时未分离吸氧管；患者血氧饱和度＜95%
	吸痰压力（5分）	·根据患者调节适当吸痰压力：成人−80～−120mmHg；儿童−80～−100mmHg；婴幼儿−60～−70mmHg	负压压力过大或过小
	准备吸痰（10分）	·检查并打开一次性治疗碗，倒入0.9%氯化钠溶液，备用 ·检查吸痰管包装是否严密、有效期、型号后打开 ·戴无菌手套，铺治疗巾于患者头部右侧 ·右手取出吸痰管并盘绕在手中，根部与负压管道连接试吸0.9%氯化钠溶液，检查是否通畅及压力大小	检查吸痰管不认真；污染吸痰管；未试通畅
吸痰	彻底吸痰（15分）	·再次核对医嘱及患者 ·口腔内吸痰：嘱患者张口，昏迷的患者可使用压舌板或口咽通气道帮助张口，先吸对侧再吸近侧，插入深度约5cm，吸口咽部，插入深度约7cm，吸净痰液，冲洗导管。最后咽喉部，关闭负压，右手持吸痰管头端轻轻插入深度10～15cm后放开负压，吸痰动作轻柔，先插管后吸引，左右旋转上提吸痰管，吸出痰液。每次吸痰时间小于15s ·鼻腔吸痰：左手将氧气管道置于治疗巾上，方向不朝向患者。先对侧鼻腔，后近侧鼻腔。轻轻插	吸痰手法不正确；带负压插入气道；插入过深或过浅；吸痰不彻底；未观察生命体征；吸痰时间过长或过短

续表

操作流程		技术要点	常见错误
吸痰	彻底吸痰（15 分）	入深度 10 ～ 15cm，充分吸引后于患者深吸气时插入气道，深度为 20 ～ 30cm。放开负压，左右旋转上提吸痰管，边吸痰边安慰指导 · 吸痰过程中密切观察患者生命体征、病情变化及痰液的颜色、性状及量；如出现异常情况应立即停止吸痰，必要时通知医生	吸痰手法不正确；带负压插入气道；插入过深或过浅；吸痰不彻底；未观察生命体征；吸痰时间过长或过短
吸痰后	安置患者（10 分）	· 吸痰后继续高流量吸氧 6 ～ 8L/min · 冲洗吸痰管和负压管道后，分离吸痰管，反脱手套，包裹吸痰管一并丢弃于医用垃圾袋内，关闭负压，清理面部 · 查看口鼻腔黏膜，听诊双肺呼吸音，了解吸痰效果，观察生命体征及血氧饱和度，平稳后恢复至原吸氧流量 · 再次核对医嘱及患者，交代注意事项，协助患者取舒适卧位	未冲洗管道；未及时给予高流量吸氧
	整理用物（5 分）	· 垃圾分类处理	垃圾未分类处理
	洗手记录（5 分）	· 取手消毒剂，按“六步洗手法”的正确顺序洗手，记录痰液的性状、量、颜色等	记录内容不全面
综合评价	整体素质（5 分）	· 操作熟练，动作轻巧，方法正确；沟通有效；遵守无菌操作原则；吸痰管型号和吸痰压力合适，吸痰有效	—
	操作时间（5 分）	· 操作时间 10min	—

六、经气管插管 / 气管切开吸痰法

操作流程		技术要点	常见错误
准备	个人准备（4分）	·仪表端庄，着装整洁，洗手，戴口罩	洗手不规范；口罩佩戴不规范
	物品准备（6分）	·治疗盘、无菌吸痰管4套、一次性治疗碗3个、0.9%氯化钠溶液、剪刀、无菌纱布、治疗碗、听诊器、手电筒、中心负压吸引或电动吸引器、执行单、手消毒剂、医用垃圾桶 ·按需准备压舌板、口咽通气管	用物准备不全
评估	评估患者（5分）	·核对医嘱及患者，昏迷患者核对腕带信息 ·评估患者病情、意识状态、观察患者心电监护各项参数（呼吸、血压、心率、血氧饱和度）；呼吸机模式、参数设置及人机配合情况，听诊双肺呼吸音判断有无吸痰指征	未观察生命体征；听诊部位不正确；听诊时间短
	沟通解释（5分）	·对清醒患者，告知患者吸痰的目的、方法、注意事项及配合要点，以取得合作	解释不到位
	局部评估（5分）	·评估患者气管切开 / 气管插管的位置及固定是否牢固 ·评估患者口、鼻腔黏膜情况，取下活动义齿，持续肠内营养输注患者暂停输注	评估不全面
	仪器评估（5分）	·检查中心负压吸引或电动吸引器性能及各管道连接正确，调节负压适宜	管道连接错误；吸引器无压力
吸痰前	调氧流量（5分）	·吸引前，按呼吸机“O_2”或“吸痰 / 特殊操作”键，调节呼吸机至“消音”状态，给予100%氧气吸入2min	未给予吸纯氧

续表

操作流程		技术要点	常见错误
吸痰前	正确摆位（5分）	·按“六步洗手法”的正确顺序洗手，协助患者取侧卧位或平卧位头偏向一侧，特殊病情除外	患者体位不合适
	吸痰压力（5分）	·根据患者调节适当吸痰压力：成人 -80 ～ -120mmHg	负压压力过大或过小
	准备吸痰（10分）	·检查并打开一次性治疗碗，倒入 0.9% 氯化钠溶液，备用 ·检查吸痰管包装是否严密、有效期、型号（吸痰管直径不超过气管导管内径的 50%）后打开 ·戴无菌手套，铺治疗巾于患者头部右侧 ·右手取出吸痰管并盘绕在手中，根部与负压管道连接试吸 0.9% 氯化钠溶液，检查是否通畅及压力大小	检查吸痰管不认真；污染吸痰管；未试通畅
吸痰	彻底吸痰（15分）	·再次核对医嘱及患者 ·左手打开呼吸机延长管的小塞子（因病情需要，需完全断开呼吸机管路时，应置于无菌治疗巾上，方向不朝向患者），右手持吸痰管，无负压轻轻插入气管插管或气管切开套管，遇到阻力或刺激性咳嗽时，将吸痰管退出 1 ～ 2cm，封闭吸痰管持续负压，吸痰动作轻柔，左右旋转、上提吸引，吸出痰液。每次吸痰时间小于 15s，避免在气道内上下提插 ·吸痰过程中密切观察患者生命体征、病情变化及痰液的颜色、性状及量；如出现异常情况应立即停止吸痰，必要时通知医生	吸痰手法不正确；带负压插入气道；插入过深或过浅；吸痰不彻底；未观察生命体征；吸痰时间过长

续表

操作流程		技术要点	常见错误
吸痰后	安置患者（10分）	·吸痰后立即关闭呼吸机延长管上的小塞子（断开呼吸机管路时，应立即连接），给予100%纯氧30～60s ·冲洗吸痰管和负压管道后，分离吸痰管，反脱手套包裹吸痰管，一并丢弃于医用垃圾袋内，关闭负压，清理面部 ·查看口鼻腔黏膜，听诊双肺呼吸音，了解吸痰效果，观察生命体征及血氧饱和度，监测呼吸机参数的变化 ·再次核对医嘱及患者，交代注意事项，协助患者取舒适卧位	未冲洗管道；未评估吸痰效果
	整理用物（5分）	·垃圾分类处理	垃圾未分类处理
	洗手记录（5分）	·取手消毒剂，按“六步洗手法”的正确顺序洗手，记录痰液的性状、量、颜色等	记录不全面
综合评价	整体素质（5分）	·操作熟练，动作轻巧，方法正确；沟通有效；遵守无菌操作原则；吸痰管型号和吸痰压力合适，吸痰有效	—
	操作时间（5分）	·操作时间10min	—

七、气管内套管消毒技术

操作流程		技术要点	常见错误
准备	个人准备（4分）	·仪表端庄，着装整洁，洗手，戴口罩	口罩佩戴有缝隙

续表

操作流程		技术要点	常见错误
准备	物品准备（6分）	·拆线包、无菌生理盐水500mL、寸带、一次性无菌吸痰管、清洁纱布、吸痰装置、听诊器、无菌手套、手消毒剂、碘伏、气管内套管	物品准备不全
评估	病情评估（5分）	·携用物至床旁，查对患者床号、姓名、腕带信息 ·评估患者病情、意识状态、生命体征	未核对；评估病情不全面
	沟通解释（5分）	·根据病情向患者或家属做好解释，向患者或家属说明气管内套管消毒的目的及必要性，取得配合	解释不到位
	局部评估（5分）	·观察患者呼吸情况及气管切开处局部情况，听诊有无痰鸣音	未听诊肺部
消毒前	吸痰（5分）	·按“六步洗手法”的正确顺序洗手，戴口罩，清除患者呼吸道分泌物	吸痰不彻底
	取出套管（10分）	·左手用镊子固定外套管，右手用镊子将内套管旋转松解固定处，用镊子取出内套管，放入消毒碗内，用两层湿纱布覆盖套管外口	未松解内外套管固定处致取管困难
消毒	浸泡套管（10分）	·将碘伏倒入治疗盘内，将内套管浸没于内（或送消毒供应中心处理）	治疗盘碘伏过少
消毒后	清除痰痂（10分）	·左手用组织镊固定套管，右手用镊子将纱布条由上口送入内套管内，来回牵拉旋转，由下端口取出反复多次，直到内套管内痰痂全部清除	内套管内痰痂清除不彻底
	冲洗套管（10分）	·按无菌原则打开生理盐水瓶，反复冲洗套管，直至气管套管清洁无菌	气管套管冲洗不净
	放置套管（5分）	·患者取平卧位或坐位，使颈部舒展，用消毒后的镊子将内套管轻轻放入外管内	夹持不稳或污染

续表

操作流程		技术要点	常见错误
消毒后	安置患者（5分）	·协助患者取舒适体位	患者卧位不舒适
	整理用物（5分）	·整理病床单位，垃圾分类处理	未分类整理用物
	洗手记录（5分）	·取手消毒剂，按“六步洗手法”的正确顺序洗手，记录并签字	未洗手记录
综合评价	整体素质（5分）	·动作熟练、沟通有效、遵守无菌操作原则、爱伤观念强	—
	操作时间（5分）	·操作时间少于30min	—

八、三腔二囊管置入法

操作流程		技术要点	常见错误
准备	个人准备（4分）	·仪表端庄，着装整洁，洗手，戴口罩	口罩佩戴有缝隙
	物品准备（6分）	·插管用物：治疗盘、无菌碗、三腔二囊管、纱布、镊子、生理盐水、50～100mL注射器2个、液体石蜡、无菌棉签、胶布或固定套、弹簧夹、血管钳、治疗巾、小弯盘、负压吸引器、血压计、听诊器、护理记录单 ·牵引用物：牵引架、滑轮、绷带、牵引物 ·拔管用物：治疗盘、小药杯内备石蜡油20～30mL、松节油、无菌棉签、纱布、弯盘	物品准备不全
评估	沟通解释（5分）	·告知患者或家属三腔二囊管可以压迫止血和行胃肠减压，根据病情向患者或家属解释取得合作	解释不到位

续表

操作流程		技术要点	常见错误
评估	病情评估（5分）	·携用物至床旁，查对床号、姓名、腕带信息 ·评估病情、意识状态、插管经历及合作程度	未核对；对病情了解不详细，沟通不到位
	局部评估（5分）	·评估患者鼻腔黏膜有无充血、水肿或者其他情况	未评估鼻腔黏膜
置管前	正确摆位（10分）	·根据病情协助患者取平卧位、头偏向一侧，或取半卧位，也可左侧卧位。检查并清洁鼻腔，铺治疗巾于颌下	未根据病情取合适体位
	检查管道（10分）	·检查三腔二囊管及注射器的有效期并打开，戴无菌手套，检查三腔二囊管是否通畅、气囊有无漏气 ·测定充盈后两者气体的容量和气压，用注射器抽尽气囊内的气体 ·正确测量插入长度并标记 ·用石蜡油纱布润滑三腔二囊管前端	测量插入长度不准确，未检查通畅及气囊有无漏气
置管	正确插管（25分）	·一手持纱布托住气囊管、一手持镊子夹住气囊管前端自一侧鼻孔经由食道缓缓插入胃内，当插至咽喉部（14～16cm）时嘱患者吞咽，同时将胃管插入50～65cm ·用注射器连接中间的胃管腔，抽吸出血性胃内容物，证实气囊管已达胃内后做固定 ·向胃气囊内注气150～200mL，维持胃气囊内压力在5.3～6.0kPa。以止血钳夹住胃囊管，随后改用弹簧夹，向外缓缓牵拉气囊管，感觉有弹性阻力时表明胃气囊已压在胃底贲门部，用胶布将管固定于患者鼻孔外	插管动作不轻柔，胃气囊及食道气囊压力不正确

续表

操作流程		技术要点	常见错误
置管	正确插管（25 分）	· 向食道气囊注气 100 ～ 150mL，使食道气囊内压力维持在 4.0 ～ 5.3kPa，用止血钳夹住食管囊管，然后改用弹簧夹 · 胃管囊和食管囊须分别标记。用绷带缚住三腔二囊管，附以 0.5kg 的沙袋，用滑车固定架牵引三腔二囊管。冲洗胃减压管，然后连接于胃肠减压器，观察胃内是否继续出血	插管动作不轻柔，胃气囊及食道气囊压力不正确
	观察反应（5 分）	· 观察患者反应及胃内容物的颜色、性质和量	未观察患者出血情况
	管道拔除（5 分）	· 出血停止 24h 后，可放去食管囊内的气体，放松牵引，继续观察 24h，确无出血时再将胃气囊放气 · 拔管时将气囊内余气抽净，嘱患者口服石蜡油 20 ～ 30mL，指导深吸气后于呼气时轻柔拔管	拔管时未嘱患者深吸气；未在呼气时拔管
穿刺后	安置患者（5 分）	· 协助患者取舒适卧位 · 清洁患者口鼻及面部的胶布痕迹	患者卧位不舒适
	整理用物（5 分）	· 整理病床单位，用物分类正确处理	未整理床单位
	洗手记录（5 分）	· 取手消毒剂，按“六步洗手法”的正确顺序洗手 · 详细记录操作时间及患者病情	洗手顺序颠倒
综合评价	整体素质（5 分）	· 动作迅速、准确、有效，爱伤观念强	—
	操作时间（5 分）	· 操作时间 10min	—

九、胰岛素笔注射法

操作流程		技术要点	常见错误
准备	个人准备（4分）	·仪表端庄，着装整洁，洗手，戴口罩	口罩佩戴有缝隙
	物品准备（6分）	·治疗盘、弯盘、胰岛素笔、配套的胰岛素笔芯、无菌注射针头、无菌棉签、75% 乙醇、手消毒剂、注射卡、锐器盒	—
评估	病情评估（5分）	·携用物至床旁，查对床号、姓名、腕带信息 ·评估患者病情，目前有无心慌不适等症状	未评估目前身体状况
	沟通解释（5分）	·告知患者或家属操作的目的及注意事项，做好解释取得合作 ·询问是否备好餐 ·询问是否需要大小便	未询问备餐情况
	局部评估（5分）	·遮挡隔帘，评估患者注射部位皮肤情况，与上次注射部位间隔 1cm 以上	与上次注射部位未间隔 1cm 以上
注射前	安装笔芯（10分）	·检查胰岛素笔性能，无菌注射针头有效期，胰岛素笔芯剂型、生产日期及开启日期，将胰岛射笔芯按正确方向装入笔芯架，将活塞杆旋入回弹装置内，将机械装置与笔芯架拧紧，备用	胰岛素注射笔芯装入错误
	准备患者（5分）	·协助患者取合适体位，遮挡隔帘，暴露注射部位 ·选择注射部位（腹壁、臀部、上臂、大腿前、外侧），消毒皮肤（范围＞5cm），待干	未遮挡隔帘
注射	准备药液（15分）	·核对：核对胰岛素笔芯的剂型、剂量，如为预混型将其摇匀 ·安装：消毒胰岛素笔芯，安装无菌注射针头	未排尽空气；剂量不准确

续表

操作流程		技术要点	常见错误
注射	准备药液（15 分）	· 排气：确认选择环在零位，调拨剂量选择环在 2U 位置，用手指轻弹笔芯架数次，推下注射推键，当有一滴胰岛素出现在针头时，即表示排气成功 · 调量：确认选择环在零位，调节准确剂量	未排尽空气；剂量不准确
	正确注射（20 分）	· 再次核对医嘱及患者 · 右手拇指压住注射推键，其余四指握住笔身，根据患者皮下脂肪厚度选择合适的进针角度，进针深度为注射针头的 2/3，完全按下注射推键。 · 注射后注射针头在皮下停留 15s 以上，并继续按住推键，直至针头完全拔出 · 无菌注射针头弃入锐器盒，戴上胰岛素注射笔帽	注射后注射针头未在皮下停留 15s 以上
注射后	安置患者（5 分）	· 协助患者取舒适卧位 · 嘱患者注射胰岛素后勿剧烈活动，按规定时间进食	患者卧位不舒适，未交代注意事项
	整理用物（5 分）	· 整理床单位，用物分类正确处理	未整理床单位
	洗手记录（5 分）	· 取手消毒剂，按“六步洗手法”的正确顺序洗手 · 在执行单上注明执行时间及执行者	洗手顺序颠倒
综合评价	整体素质（5 分）	· 操作熟练，动作轻巧 · 沟通有效，注重人文关怀 · 遵守无菌原则	—
	操作时间（5 分）	· 操作时间 5min	—

十、末梢血糖监测技术

操作流程		技术要点	常见错误
准备	个人准备（4分）	·仪表端庄，着装整洁，洗手，戴口罩	口罩佩戴不规范
	物品准备（6分）	·治疗盘、无菌棉签、75%乙醇、弯盘、血糖仪、血糖试纸、一次性采血器、记录单、执行单、锐器盒、手消毒剂、医用垃圾桶	用物准备不全
评估	病情评估（4分）	·携用物至床旁，核对医嘱及患者床号、姓名、腕带信息 ·评估患者病情、意识状态、营养状况、进食情况、服用降糖药物情况，有无剧烈运动和饮用刺激性饮料 ·评估有无乙醇过敏史	未核对；沟通不到位；未评估乙醇过敏史
	沟通解释（3分）	·向患者或家属解释操作的目的、方法及注意事项，取得合作 ·评估操作环境	解释不到位
	局部评估（3分）	·评估患者采血部位皮肤情况，有无红肿、硬结等，协助患者取合适体位 ·将患者的手臂垂下约10min，使指尖血液充盈，确保获取足够的血样量	未评估采血部位
	仪器评估（5分）	·查看仪器性能是否良好，试纸号码与血糖仪是否一致	试纸号码与血糖仪不一致
监测前	仪器准备（10分）	·检查血糖试纸有效期，安装试纸条，血糖仪若为需调码型则需检查血糖仪与试纸密码是否一致	未检查血糖试纸有效期
	患者准备（5分）	·按“六步洗手法”的正确顺序洗手，再次核对医嘱及患者	查对不严格
测血糖	选择部位（10分）	·选择合适的采血部位，取手指端、手臂或耳垂，75%乙醇消毒，待干	选择位置不合适

续表

操作流程		技术要点	常见错误
测血糖	采集血样（15分）	·检查一次性采血器的质量及有效期，打开，当血糖仪显示屏出现滴血标示，穿刺采血 ·若采手指，在指端两侧部位采血，以减少疼痛	进针深度不合适
	测量血糖（10分）	·轻轻地从手指根部向采血点按摩，弃去第一滴血，安置好的试纸吸取第二滴血，无菌棉签按压穿刺点至无出血 ·读取血糖数值，并将检测结果告知患者。如果检测结果过高或过低，应安慰体贴患者，并及时通知医生进行处理	用力挤压手指；采血量过多或过少
监测后	安置患者（5分）	·再次核对医嘱及患者，向患者交代注意事项，协助患者取舒适卧位	为再次核对；患者卧位不舒适
	整理用物（5分）	·垃圾分类处理	垃圾未分类处理
	洗手记录（5分）	·取手消毒剂，按“六步洗手法”的正确顺序洗手，记录签字	洗手顺序颠倒
综合评价	整体素质（5分）	·操作正确熟练，沟通有效，注重人文关怀	—
	操作时间（5分）	·操作时间4min	—

十一、结核菌素（PPD）试验技术

操作流程		技术要点	常见错误
准备	个人准备（4分）	·仪表端庄，着装整洁，洗手，戴口罩	口罩佩戴有缝隙

续表

操作流程		技术要点	常见错误
准备	物品准备（6分）	·治疗盘、75%乙醇、无菌棉签、1mL注射器2个、人型-PPD 50U/mL 1支、砂轮、治疗卡、弯盘、手消毒剂、笔、小标签、表、锐器盒	物品准备不全
评估	病情评估（5分）	·携用物至床旁，核对医嘱，查对床号、姓名、腕带信息 ·评估患者病情、询问患者有无卡介苗接种史，有无结核病史及接触史	评估不全面
	沟通解释（5分）	·向患者及家属解释试验目的、方法及注意事项	解释不全面
	局部评估（5分）	·评估患者肢体活动情况、注射部位皮肤有无炎症、破溃、红肿、硬结等情况	局部评估不全面
注射前	核对检查（5分）	·核对医嘱，患者床号、姓名，检查药液质量及有效期，检查注射器有效期	检查不认真
	准备药液（10分）	·消毒药液瓶打开，检查注射器打开抽取原液0.1mL，贴小标签，放于治疗盘	未贴标签
注射	再次核对（5分）	·携用物至床旁，再次查对患者床号、姓名，解释试验目的	未再次核对
	准备体位（5分）	·协助患者取舒适体位，放平注射侧上肢，暴露前臂	未充分暴露前臂
	注射药液（10分）	·选择注射部位，75%乙醇消毒待干，左手绷紧皮肤，右手持针头斜面向上成5°刺入皮内，针尖全部进入皮内，推注药液0.1mL	进针角度不准确
	核对记录（7分）	·核对患者床号、姓名，标记皮试部位并记录时间，记录好皮试观察时间。皮试观察时间为24h、48h、72h各看一次皮试结果，按规定时间有2名护士观察结果并记录告知医师、患者及家属	未记录观察时间

续表

操作流程		技术要点	常见错误
注射后	安置患者（5分）	·协助患者取舒适卧位 ·注射后床边观察3min，告知患者及家属注意事项（局部卫生、切勿按揉，如有瘙痒勿抓挠，以免影响结果甚至导致感染），如有不适及时报告	患者卧位不舒适；未交代注意事项
	整理用物（5分）	·整理床单位，用物分类正确处理	未整理床单位
	洗手记录（5分）	·取手消毒剂，按“六步洗手法”的正确顺序洗手 ·在执行单上注明执行时间及执行者	洗手顺序颠倒
综合评价	整体素质（5分）	·操作熟练，动作轻柔，无菌观念强，注射剂量合适	—
	操作时间（5分）	·操作时间5min	—

第二节 外科技能操作

一、经外周插管的中心静脉置管护理技术

操作流程		技术要点	常见错误
准备	个人准备（4分）	·仪表端庄，着装整洁，洗手，戴口罩	口罩佩戴有缝隙
	物品准备（6分）	·治疗盘、一次性换药包、一次性垫巾、无菌敷贴2个、输液接头2个、10mL导管冲洗器2个、无菌手套3副、酒精棉片2个、2%洗必泰消毒液500mL、10mL注射器1个、0.9%氯化钠注射液10mL、肝素盐水5～10mL（6.25U/mL）、弯盘、手消毒剂、医用垃圾桶、锐器盒	物品摆放不合理

续表

操作流程		技术要点	常见错误
评估	病情评估（5 分）	·携用物至床旁，核对医嘱及患者床号、姓名、腕带信息 ·评估患者病情、意识状态及合作程度	评估不全面
	沟通解释（5 分）	·根据病情向患者或家属解释 PICC 维护的必要性及注意事项，取得配合	解释不到位
	局部评估（5 分）	·评估置管部位、敷料、导管及管周皮肤情况	不复核患者 PICC 维护信息
日常维护	更换接头（15 分）	·按“六步洗手法”的正确顺序洗手，戴口罩 ·中心静脉导管下方铺一次性垫巾，检查并打开换药包，铺无菌面，将无菌物品、无菌敷贴、输液接头、酒精棉片置于无菌治疗巾上，检查并打开导管冲洗器，置于治疗巾的一角，避免接触无菌棉球及纱布，10mL 注射器抽取 0.9% 氯化钠注射液 5mL 备用 ·戴无菌手套，整理用物 ·将棉球置于无菌治疗盘内，导管冲洗器释放阻力，连接输液接头，排气，备用 ·一手持导管接头上方，另一手用无菌纱布包裹旧输液接头，分离弃去 ·用酒精棉片消毒导管口横截面及外周 10 ~ 15s，待干；导管接口连接 0.9% 氯化钠 5mL 抽回血，判断导管通畅性；观察有明显血栓时，应抽出弃去，并冲洗导管 ·酒精棉片消毒导管接口，连接新输液接头与导管冲洗器，脉冲方法冲洗导管	注射器型号选择不正确；不能做到脉冲式冲管；管口消毒时间达不到 10s

续表

操作流程		技术要点	常见错误
日常维护	正压封管（10分）	·治疗完成后用10mL导管冲洗器或肝素盐水5～10mL脉冲式正压封管，靠近导管侧夹闭导管夹，脱手套 ·多腔导管各腔均抽回血，同时冲封管	未能做到正压封管；导管夹未夹闭在导管侧
PICC换药	去除敷料（10分）	·按“六步洗手法”的正确顺序洗手 ·去除敷料外胶布，固定导管，沿外露导管尾端向穿刺点方向0°松解，180°去除透明敷料，避免导管脱出	自上而下揭除敷料，将导管拽出
	局部消毒（10分）	·按“六步洗手法”的正确顺序洗手，戴无菌手套，整理用物 ·助手协助倾倒2%洗必泰溶液 ·在患者手臂下铺无菌治疗巾，取无菌纱布覆盖导管末端，提起导管，以穿刺点为中心按照顺时针-逆时针-顺时针，由内而外螺旋式消毒3遍，直径≥15cm，消毒范围大于透明敷料面积，正反面消毒导管，充分待干 ·若穿刺点存在大量血痂，可使用碘伏棉球浸泡后去除，再进行洗必泰消毒	洗必泰棉球过饱和；消毒时手套污染；消毒不彻底；消毒液未完全干燥
	妥善固定（10分）	·以穿刺点为中心，L形或者U形合理固定导管（以导管不打折为宜），无张力覆盖无菌敷贴，做好塑形 ·导管远端使用无菌敷贴二次固定导管或使用无菌胶带蝶形交叉固定在敷料上 ·撤垫巾，脱手套	敷贴由两边向中间固定，力量过大导致张力性损伤
	整理用物（5分）	·分类处理用物，整理床单位	用物不能分类处理

续表

操作流程		技术要点	常见错误
换药后	洗手记录（5分）	·取手消毒剂，按“六步洗手法”的正确顺序洗手 ·粘贴导管专用标识，注明导管名称、外露长度、置管日期、换药日期及操作者 ·在护理记录单上记录换药的信息并签字	未贴导管贴
综合评价	整体素质（5分）	·穿刺部位正确，滴速适宜，无菌观念强，观察处理故障正确，操作正确，动作轻柔	—
	操作时间（5分）	·操作时间15min	—

二、PICC置管术（三项瓣膜式）

操作流程		技术要点	常见错误
准备	个人准备（4分）	·仪表端庄，着装整洁，洗手，戴口罩	口罩佩戴有缝隙
	物品准备（6分）	·三向瓣膜式PICC套件、无菌手术衣、无菌手套3副、无菌透明敷料2个、10mL注射器2个、肝素帽或输液接头2个、0.9%氯化钠溶液500mL、PICC穿刺包（无菌大单、治疗巾6块、卵圆钳、纱布5块、大棉球5块、治疗碗、弯盘、止血带、直剪）、2%洗必泰、皮尺、止血带、胶布、锐器盒、记号笔、手消毒剂、医用垃圾桶	物品摆放不合理

续表

操作流程		技术要点	常见错误
评估	病情评估（2 分）	·携用物至床旁，查对患者床号、姓名、腕带信息，评估患者病情及生命体征（体温、血常规、血凝、心肺功能等）皮肤及血管情况	评估不全面
	沟通解释（3 分）	·向清醒患者或家属讲解置入 PICC 的必要性及插管过程中需配合的事项，以取得患者或家属的配合 ·备好 X 线检查单，签署知情同意告知书	解释不到位、沟通不自然
	局部评估（5 分）	·评估患者血管条件，选择合适的导管类型 ·在预穿刺部位上 10cm 处扎压脉带，确定穿刺点，以贵要静脉为最佳	未根据患者个体情况选择合适的导管类型
置管前	测量臂围（2 分）	·测量穿刺侧肘窝上 10cm（或肘窝上 4 横指）处的臂围，记号笔做好标记并记录	以操作者的手指为标准；未做标记
	摆放体位（3 分）	·患者平卧，穿刺侧手臂外展与躯干成 90°	患者体位摆放不标准
	测量长度（5 分）	·手臂外展 90°，从预穿刺点沿静脉走向测量至右胸锁关节再向下至第三肋间隙	体表定位不准确
	建无菌区（5 分）	·取手消毒剂，按“六步洗手法”的正确顺序洗手 ·核对导管规格及有效期，打开 PICC 穿刺包，戴无菌手套，铺第一块治疗巾于患者穿刺侧手臂下，助手协助放压脉带于治疗巾上	铺治疗巾时手套污染
	局部消毒（5 分）	·助手协助抬高患肢，以穿刺点为中心整臂环形消毒，2% 的洗必泰消毒 3 遍（顺 - 逆 - 顺）	消毒范围及力度不够

续表

操作流程		技术要点	常见错误
置管前	局部消毒（5分）	·铺第二块治疗巾在手臂下，无菌止血带放在手臂下；助手协助铺无菌大单遮盖患者全身（穿刺侧手臂除外）；第三块铺在前臂距穿刺点以下5cm左右，覆盖手；第四块斜铺在手臂的内侧缘；第五块斜铺在手臂的外侧缘，与第四块在距止血带的上缘2cm处交汇 ·脱手套，戴第二副无菌手套，助手协助用0.9%氯化钠溶液冲洗手套，干纱布擦干	消毒范围及力度不够
	预冲导管（10分）	·助手投递PICC导管、注射器、透明敷料、输液接头，助手协助用0.9%氯化钠溶液于PICC内包装内浸泡导管，用10mL注射器抽吸0.9%氯化钠溶液，预充PICC导管，观察导管的通畅性及完整性，预充连接器、减压套筒、输液接头	观察导管不仔细
置管	静脉穿刺（5分）	·让助手在穿刺点上方10～15cm处扎压脉带，使静脉充盈 ·穿刺进针角度为20°～30°，直刺血管，见有回血立即放低穿刺角度，推入导入针3～4mm，确保导入鞘管的尖端全部处于静脉内，再送套管	结扎止血带的距离过高或过低；见回血立即撤导入针，不确保导入鞘全部进入静脉内，形成血肿；穿刺未成功，将穿刺针再次穿入，导入鞘管，致鞘管损伤
	撤穿刺针（5分）	·左手拇指、食指固定导入鞘管避免移位；中指压在套管尖端所处的血管上，减少血液流出；让助手松开压脉带；从导入鞘管中撤出穿刺针	固定不牢固导致鞘管脱出

续表

操作流程		技术要点	常见错误
置管	置入导管（10分）	·固定好插管鞘，下方垫纱布将导管自插管鞘内缓慢短距离匀速置入；导管进入15cm左右，嘱患者将头转向静脉穿刺侧，并低头使下颌贴近肩部，以防止导管误入颈静脉 ·插管至预定长度后，取无菌纱布在鞘的末端处压迫止血，从血管内撤出插管鞘并校对插管长度 ·将导管与支撑导丝的金属柄分离；轻压穿刺点以保持导管的位置，缓慢平直撤出支撑导丝，再从导管上撤出插管鞘 ·清洁导管上的血渍；保留体外6cm，无菌剪刀剪短，注意不要剪出斜面或毛碴 ·将减压套筒安装到导管上，再将导管连接到连接器翼型部分的金属柄上，一定要推到底，导管不能起褶，锁定，导管外露4cm	送管过程不够轻柔；撤导丝动作粗暴
	正压封管（5分）	·用10mL注射器抽吸回血确定是否通畅 ·安装肝素帽或输液接头，正压封管	正压封管手法不标准
	固定导管（5分）	·移去洞巾，用酒精棉球清理穿刺点周围皮肤 ·妥善摆放导管，穿刺点置纱布，透明敷料无张力粘贴；第一条胶布蝶形交叉固定，第二条胶布塑形固定 ·导管标识贴贴于适当位置，注明导管置入长度、外露长度、置管日期、穿刺者签名	导管固定方法不正确；在导管上贴胶布
置管后	安置患者（4分）	·X线拍片确定导管尖端位置，协助患者取舒适卧位，交代注意事项	患者卧位不舒适；未交代注意事项

续表

操作流程		技术要点	常见错误
置管后	整理用物（3 分）	·整理病床单位，分类正确处理用物	处理用物方法不正确
	洗手记录（3 分）	·取手消毒剂，按“六步洗手法”的正确顺序洗手 ·记录导管型号、穿刺部位、置入长度、穿刺过程、固定状况及 X 线检查结果	未记录或记录不全
综合评价	整体素质（5 分）	·操作熟练，无菌观念强	—
	操作时间（5 分）	·操作时间 30min	—

三、胃肠减压技术

操作流程		技术要点	常见错误
准备	个人准备（4 分）	·仪表端庄，着装整洁，洗手，戴口罩	口罩佩戴不规范
	物品准备（6 分）	·治疗碗 2 个（一碗内放：纱布 3 块、涂有无菌石蜡油的纱布 1 块、压舌板、镊子，另一碗内放温开水）、一次性治疗巾 2 块、胃管、50mL 注射器、无菌手套、一次性手套、无菌棉签、弯盘、鼻胃管标识贴、胶布、安全别针、听诊器、手电筒、治疗卡、剪刀、胃肠减压器、手消毒剂、锐器盒、医用垃圾桶	用物准备不全
评估	病情评估（5 分）	·携用物至床旁，核对医嘱及患者床号、姓名、腕带信息 ·评估了解患者病情、意识状态、插管经历及合作程度，倾听患者的需要和反应	核对不全；对病情了解不详细；沟通不到位

续表

操作流程		技术要点	常见错误
评估	沟通解释（5分）	·根据病情向患者或家属做好解释，告知患者胃肠减压的目的，向患者演示操作中的配合要点，以取得配合	解释不到位
	局部评估（5分）	·评估患者的鼻腔是否通畅，有无充血水肿、鼻中隔偏曲	未评估鼻腔情况
插管前	铺治疗巾（5分）	·按“六步洗手法”的正确顺序洗手，协助患者取平卧位或半卧位，备胶布，铺治疗巾	未备胶布
	患者准备（5分）	·取无菌棉签蘸温水清洁鼻腔	未清洁鼻腔
	准备胃管（5分）	·根据患者情况选择合适的胃管 ·检查胃管及注射器的有效期及包装严密性，打开注射器试通畅后备用 ·打开胃管包装，戴无菌手套，检查胃管是否通畅	胃管型号不适合患者
插管	润滑胃管（5分）	·用石蜡油纱布润滑胃管前端	润滑不充分
	测量长度（10分）	·测量前额发际到胸骨剑突或耳垂经鼻尖到胸骨剑突的距离，作为置入长度，并做好标记。一般成人长度为45～55cm	测量插管长度不准确
	插入胃管（10分）	·再次核对医嘱及患者 ·一手托住胃管，另一手持镊子夹住胃管前端（5～6cm），沿一侧鼻孔缓缓插入，至咽喉部（14～16cm）时，嘱患者做吞咽动作，边插边指导，迅速将胃管插入 ·插至所测量的长度，用压舌板检查胃管是否盘在口腔内	插管动作欠轻柔；未指导患者做吞咽动作；未检查胃管是否盘曲在口腔内

续表

操作流程		技术要点	常见错误
插管	插入胃管（10分）	·在插入过程中，如患者有恶心感觉，应暂停片刻，嘱深呼吸或做吞咽动作，随后迅速插入；如插入不畅，应检查胃管是否盘在口中；如发现患者呛咳、呼吸困难、发绀等，应立即拔出，安慰患者，休息片刻后再插。昏迷患者插胃管前，应将患者头部后仰，当胃管插入15cm即会厌部时，左手将患者头部托起，使下颌靠近胸骨柄	插管动作欠轻柔；未指导患者做吞咽动作；未检查胃管是否盘曲在口腔内
	验证位置（10分）	·验证方法有三种，一是用50mL注射器回抽胃液，如果抽出胃液说明胃管在胃内，如果抽不出换用其他方法验证 ·二是将胃管末端放入水中，如果无气泡冒出说明在胃内，如果有气泡冒出说明在气管内，应立即拔出，休息片刻再插 ·三是用50mL注射器抽吸10mL空气从胃管内快速注入，注入的同时用听诊器在左上腹听诊，如果听到气过水声，说明在胃内，如果没听到，应立即拔出，休息片刻再插 ·固定胃管	验证方法应用不当；未及时固定胃管
	负压吸引（5分）	·检查负压吸引器的有效期及包装严密性并打开 ·检查负压吸引器的性能 ·牢固连接负压吸引器	胃管与负压吸引器连接不牢固；吸引器开关未打开
	固定管路（5分）	·用纱布将胃管与负压吸引器连接处包裹，别针固定负压吸引器于患者床旁或衣服上	固定不牢固

续表

操作流程		技术要点	常见错误
插管后	安置患者（5分）	·再次核对医嘱及患者 ·撤去治疗巾，询问患者感受并告知注意事项，协助患者取舒适卧位 ·胃肠减压期间询问患者有无腹胀及腹部不适等感觉，是否排气；检查胃管长度及固定情况；注意观察并记录胃肠引流液的颜色、性质及量（口述）	未再次核对；未交代注意事项
	整理用物（5分）	·整理病床单位，垃圾分类处理	垃圾未分类处理
	洗手记录（5分）	·取手消毒剂，按“六步洗手法”的正确顺序洗手并记录 ·在标签纸上记录胃管插入长度、时间、操作者，贴于胃管末端 ·在负压吸引器上标记时间、操作者	洗手顺序颠倒；未标记时间、插入长度
综合评价	整体素质（5分）	·操作熟练、轻柔、规范；注重人文关怀	—
	操作时间（5分）	·操作时间8min	—

四、肠内营养技术

操作流程		技术要点	常见错误
准备	个人准备（4分）	·仪表端庄，着装整洁，洗手，戴圆帽及口罩，遮住口鼻及头发	口罩佩戴有缝隙；圆帽头发外漏
	物品准备（6分）	·肠内营养制剂、搅拌器、量杯1个（内盛40～42℃温开水1000mL）温度计、电子秤、肠内营养袋、输注管路、20mL注射器、加温器、生理盐水20mL、肠内营养输注泵、肠内营养使用记录单、手消毒剂	物品摆放顺序不合理

续表

操作流程		技术要点	常见错误
评估	病情评估（5分）	·携用物至床旁，查对患者床号、姓名、腕带信息，评估患者病情、意识及营养指标	未核对；对病情了解不详细，沟通不到位
	沟通解释（5分）	·告知患者输注肠内营养的目的、方法及注意事项，以取得合作	解释不到位
	局部评估（5分）	·暴露患者肠内营养管，检查营养管固定是否牢固，核对并测量导管的体外长度并记录 ·寒冷天气注意保暖	未评估肠内营养管情况
输注前	三查七对（5分）	·查对营养素的医嘱用量、浓度；检查营养素的质量	不按要求查对
	正确配制（10分）	·根据医嘱准确计算营养素及水的用量 ·将定量的营养素放入搅拌器内 ·用量杯量取所需要的水量，用温度计测量水温在40～42℃之间，将水倒入搅拌器中 ·接通电源，搅拌1～2min	浓度计算错误；先倒水后放营养素；搅拌时间过长
	分装备用（5分）	·将配制好的营养制剂分装于肠内营养袋或无菌玻璃瓶中备用 ·用瓶签注明床号、姓名、营养液种类、浓度、量、配制时间 ·现用现配，配好的营养液常温下应用不超过8h	瓶体不贴标签；一次配制量过多致营养液变质
	调输注泵（10分）	·将营养液袋挂于输液架上，排气成功后与输注泵连接 ·调节输注泵，按需要设定输入总量、每小时输入量后处于暂停状态备用	调节完毕未将机器处于暂停状态；液面过高
输注	冲洗管路（5分）	·打开营养管尾部的封盖，用空针抽取温开水（或无菌水）20～40mL，脉冲式冲洗肠内营养管，保持营养管通畅	冲洗量过多，速度过快致患者不适

续表

操作流程		技术要点	常见错误
输注	输营养液（5分）	·将营养液袋与肠内营养管连接，将加热器具置于输注管上，打开输注泵启动键开始输注	营养液袋与肠内营养管连接不牢固；加热器具温度过低或过高
	严密观察（5分）	·严格控制营养液的输注速度、温度、浓度 ·密切观察患者有无腹胀、腹泻、腹痛、恶心、呕吐等症状，如有发生，要积极查找原因，及时处理，以保证肠内营养的顺利进行	未根据患者的具体症状及时调整速度、浓度、温度
	日常维护（5分）	·营养液输注过程中，每4～6h用温开水（或无菌水）20mL冲洗营养管一次；输注开始前及结束时也要冲洗一次；妥善固定输注管及肠内营养管，防止患者活动时脱开，营养液漏出 ·严防肠内营养管脱出，一旦发现脱出，立即停止营养液输注，及时报告医生，以免发生严重后果	未按时按量冲管；巡视不及时
输注后	安置患者（5分）	·协助患者取舒适的卧位，向患者及家属交代注意事项	患者卧位不舒适；未交代注意事项
	整理用物（5分）	·整理病床单位，用物分类处理	垃圾未分类处理
	洗手记录（5分）	·取手消毒剂，按“六步洗手法”的正确顺序洗手 ·记录营养液输注的速度、浓度、导管体外长度、输注开始时间及操作者	洗手顺序颠倒；未标记时间、插入长度
综合评价	整体素质（5分）	·操作熟练、轻柔、规范；注重人文关怀	—
	操作时间（5分）	·操作时间12min	—

五、T管引流护理

操作流程		技术要点	常见错误
准备	个人准备（4分）	·仪表端庄，着装整洁，洗手，戴口罩	着装不整洁
	物品准备（6分）	·引流袋1个、大别针1个、快速手消毒剂、记录单、笔	用物准备不齐全
评估	病情评估（5分）	·携用物至床旁，查对患者床号、姓名、腕带信息，评估患者病情、意识状态、生命体征	未核对；评估病情不全面
	沟通解释（5分）	·向患者或家属说明T管引流护理的内容及必要性，以取得患者合作	解释不到位
	局部情况（5分）	·评估T管引流的情况	未评估引流情况
固定	妥善固定（15分）	·卧床患者将引流管系于床旁，翻身、搬动、起床活动前应先解除固定，防止因牵拉而脱落	引流袋与患者距离过大
有效引流	有效引流（20分）	·活动时引流管的位置应低于腹部切口高度，平卧时不能高于腋中线，防止胆汁返流逆行感染；但也不宜过低，以免胆汁流失过多 ·避免T管受压、折叠、扭曲；应经常挤捏引流管，保持引流通畅	引流管放置位置不正确；引流管有扭曲打折
观察记录	严密观察（20分）	·严密观察引流液的颜色、性质、量 ·观察患者有无腹疼、发烧、黄疸加重等情况，发现异常及时报告医生	观察不仔细不及时
	洗手记录（10分）	·取手消毒剂，按“六步洗手法”洗手，记录引流液的颜色、性质、量等观察结果	未洗手；未记录
综合评价	整体素质（5分）	·爱伤观念强，沟通方法得当，健康宣教有效	—
	操作时间（5分）	·操作时间3min	—

六、造口护理技术

操作流程		技术要点	常见错误
准备	个人准备（4分）	·仪表端庄，着装整洁，洗手，戴口罩	口罩佩戴不规范
	物品准备（6分）	·治疗盘、换药包、造口测量尺、一件式造口袋、治疗碗内盛温水、剪刀、弯盘、无菌棉签、手套、造口护肤粉、防漏膏、皮肤保护膜、手消毒剂、医用垃圾桶	用物准备不全
评估	病情评估（5分）	·携用物至床旁，核对医嘱及患者 ·评估患者自理能力、意识状态及合作程度	未核对；对病情了解不详细；沟通不到位
	沟通解释（5分）	·根据病情向患者及家属做好解释，告知患者及家属造口护理的目的及必要性，以取得配合 ·必要时为患者遮挡屏风	解释不全面
	局部评估（5分）	·评估患者造口位置、类型、造口血运情况、造口袋粘贴的稳固性及排泄物的颜色、性状及量	未评估造口情况
更换前	患者准备（5分）	·按“六步洗手法”的正确顺序洗手，再次核对医嘱及患者 ·协助患者取舒适卧位 ·检查换药包的包装及有效期，暴露造口位置，铺治疗巾于造口下方	未铺治疗巾
	取造口袋（5分）	·戴手套，自上向下轻轻撕离造口袋 ·观察底盘渗漏情况	自下向上撕离造口袋；撕离造口袋时用力过猛；未观察底盘渗漏情况
	清洁皮肤（5分）	·用温水由外向内轻柔清洁造口及造口周围皮肤，并观察造口及周围皮肤的情况	清洁不彻底
	测量造口（5分）	·用造口尺测量造口大小、形状	测量不准确

续表

操作流程		技术要点	常见错误
更换前	绘线标记（5分）	·根据测量造口的大小，在造口底盘上绘线，做记号	未标记
更换	修剪底盘（5分）	·正确修剪造口底盘，比测量造口直径大2～3mm ·在造口袋开口处粘贴封口条	修剪的造口袋底盘过大
	应用附件（10分）	·在造口周围喷洒造口护肤粉，吸收5min后清除 ·造口周围皮肤涂抹皮肤保护膜 ·如果造口周围凹凸不平，可使用防漏膏或可塑贴环	造口护肤粉未清除
	正确粘贴（10分）	·撕去底盘粘贴面上的胶纸，将造口袋由下而上贴好 ·用手掌轻轻按压底盘10min	由上而下粘贴造口袋；未轻轻按压底盘
更换后	安置患者（5分）	·撤去治疗巾，再次核对医嘱及患者，协助患者取舒适的卧位 ·向患者及家属交代注意事项	未撤去治疗巾；患者卧位不舒适；未交代注意事项
	整理用物（5分）	·整理病床单位，垃圾分类处理	垃圾未分类处理
	洗手记录（5分）	·取手消毒剂，按“六步洗手法”的正确顺序洗手，记录	洗手顺序颠倒
综合评价	整体素质（5分）	·操作熟练、规范；操作面整洁，粘贴牢固；注重人文关怀	—
	操作时间（5分）	·操作时间10min	—

七、更换一次性引流袋技术

操作流程		技术要点	常见错误
准备	个人准备（4分）	·仪表端庄，着装整洁，洗手，戴口罩	着装不整洁

续表

操作流程		技术要点	常见错误
准备	物品准备（6分）	·一次性引流袋2个、止血钳、无菌手套、弯盘、0.5%碘伏、无菌棉签、治疗巾、医用垃圾袋、手消毒剂、记录单、日期标签、笔	物品未按顺序摆放
评估	病情评估（5分）	·携用物至床旁，查对患者床号、姓名、腕带信息，评估患者病情、意识及合作程度	未核对；对病情了解不详细，沟通不到位
	沟通解释（5分）	·告知患者及家属更换引流袋的目的及必要性，以取得合作	解释不到位
	局部情况（5分）	·评估患者伤口敷料、引流管固定及引流是否通畅，观察引流液的颜色、性质及量	未评估引流情况
更换前	患者准备（5分）	·取手消毒剂，按“六步洗手法”的正确顺序洗手，戴口罩 ·协助患者取舒适卧位，暴露引流管，铺治疗巾于引流管接口下方	卧位不合适；未铺治疗巾，未消毒手
	挤压引流（5分）	·戴手套，一手固定引流管近端，另一手由近向远挤压引流管，观察引流管是否通畅	未固定便挤压引流管，使引流液倒流或致引流管脱出
	夹闭引流（5分）	·用两把止血钳分别夹闭引流管远端及引流袋的接口处，消毒接口处上下2cm，一手捏住引流管，一手捏住引流袋，自接口处断开	止血钳位置过高
	记引流量（5分）	·将引流袋提起，与双目平齐，观察并记录引流液的颜色、性质、量 ·将旧引流袋置于医用垃圾袋中	观察引流袋时，引流袋与视线不平行，记录引流液量不准确
更换	消毒管口（10分）	·取无菌棉签，伸入引流管口，清理残余引流液；取第2根无菌棉签，蘸0.5%碘伏由里向外旋转消毒引流管口里面及断端；取第3根无菌棉签，蘸0.5%碘伏自引流管口断端向外旋转消毒引流管外壁	消毒不严密

续表

操作流程		技术要点	常见错误
更换	更换新袋（10分）	·取新引流袋，检查有效期及有无漏气，与引流管牢固连接	引流管与引流袋连接不牢固
	开放引流（10分）	·松开止血钳，观察有无引流液引出，挤压引流管再次评估是否通畅，并将引流袋妥善固定于床旁。脱去手套，填写日期标签，注明更换日期，更换者姓名，粘贴于新更换的引流袋上	未观察引流情况；引流袋固定位置不合适
更换后	安置患者（5分）	·撤去治疗巾；协助患者取舒适卧位，向患者及家属交代注意事项	患者卧位不舒适；未交代注意事项；未记录引流液性质与量
	整理用物（5分）	·整理病床单位，垃圾分类处理	垃圾未分类处理
	洗手记录（5分）	·取手消毒剂，按“六步洗手法”的正确顺序洗手 ·标签纸上注明更换时间贴于引流袋上，记录引流液的颜色、性质及量	洗手顺序颠倒；未标记更换时间；未记录引流情况
综合评价	整体素质（5分）	·操作熟练、规范，操作面整洁，注重人文关怀	—
	操作时间（5分）	·操作时间5min	—

八、更换水封瓶底液技术

操作流程		技术要点	常见错误
准备	个人准备（4分）	·仪表端庄，着装整洁，洗手，戴口罩	衣着不整
	物品准备（6分）	·无菌生理盐水2瓶、开瓶器、血管钳2把、手套、量筒、84消毒片、手消毒剂、胶布、笔	物品摆放顺序不合理

续表

操作流程		技术要点	常见错误
评估	病情评估（5 分）	·携用物至床旁，查对患者床号、姓名、腕带信息 ·评估患者病情、意识状态、生命体征	未核对；评估病情不全面
	局部评估（5 分）	·评估患者胸腔引流是否通畅，引流液的量、颜色、性状	未评估引流情况
	沟通解释（5 分）	·根据病情向患者或家属做好解释，以取得配合 ·向患者或家属解释更换水封瓶底液的目的及必要性，取得患者配合	解释不到位
更换前	开启盐水（5 分）	·查对无菌生理盐水质量及有效期，并用开瓶器开启备用	查对不严格
	准备患者（10 分）	·协助患者取低半卧位或平卧位 ·挤压引流管，将引流管折叠，用一只手捏住，使引流管闭塞，用另一只手用力反复挤压其前方引流管，使管内的引流液反复冲击引流管口，然后松开双手，使引流液流出	未挤压引流管
更换底液	更换底液（25 分）	·用 2 把血管钳交叉夹闭胸腔引流管 ·按“六步洗手法”的正确顺序洗手，戴手套 ·左手持瓶盖位于量筒上方，右手持水封瓶将引流液倾倒入量筒内，计量 ·倒入无菌生理盐水冲洗水封瓶，直至冲洗干净，无血迹 ·倒入无菌生理盐水至水位线，旋紧瓶盖，查看引流管在液面以下 3 ～ 4cm，松开血管钳，挤压胸腔引流管，观察水封瓶内水柱波动情况	血管钳未交叉夹闭引流管，瓶盖污染或未拧紧
	正确放置（10 分）	·保持引流瓶低于胸腔 60 ～ 100cm ·脱手套 ·取胶布，注明底液量及更换时间，贴于水封瓶上	引流瓶放置太高或太低；未注明底液量及更换时间

续表

操作流程		技术要点	常见错误
更换后	安置患者（5 分）	·协助患者取坐位或半坐卧位，以利于呼吸及引流	患者卧位不舒适
	整理用物（5 分）	·整理病床单位，将盛有引流液的量筒置于治疗车下层 ·放入 84 消毒片消毒后倒掉	未放入 84 消毒片消毒
	洗手记录（5 分）	·取手消毒剂，按“六步洗手法”的正确顺序洗手 ·详细记录引流液的量、颜色、性状	记录不全或未记录
综合评价	整体素质（5 分）	·操作熟练、规范	—
	操作时间（5 分）	·操作时间 5min	—

九、肢体功能锻炼

操作流程		技术要点	常见错误
准备	个人准备（4 分）	·仪表端庄，着装整洁，洗手，戴口罩	口罩佩戴有缝隙
	物品准备（6 分）	·治疗盘、弯盘、无菌棉签、快速手消毒剂、记录单、笔	用物准备不全
评估	病情评估（5 分）	·携用物至床旁，核对患者床号、姓名、腕带信息 ·评估患者病情及意识状态、有无禁忌证	评估不全面
	沟通解释（5 分）	·根据病情向患者或家属解释功能锻炼的目的及必要性，以取得配合	解释不到位
	局部评估（15 分）	·取手消毒剂，按“六步洗手法”的正确顺序洗手 ·判断患者四肢肌力、腱反射和关节功能 ·了解各肢体感觉情况及感觉障碍的程度	动作粗暴；动作幅度过小不能真实反映患者肢体活动度

续表

操作流程		技术要点	常见错误
功能锻炼	清醒患者（30 分）	·对不能下床者，指导协助进行上肢屈伸、外展内收、旋转活动并做握拳和伸掌运动，锻炼患者推、拉、抓持物品、拉伸上肢、用手拍打物体的动作等 ·下肢进行髋膝关节屈、伸、内收、外展及内外旋运动，踝关节进行跖屈背伸、用脚蹬物的动作锻炼 ·足部着床面，屈髋屈膝，做臀桥训练	活动力度不当；活动方法不准确
	偏瘫或昏迷患者（30 分）	·上肢：护理人员站于患侧，按照近端关节向远端关节活动的原则，一手握患侧手腕，另一手置肘关节略上方，对患者进行上、下、左、右、伸展、旋转运动，手握患者手腕，另一手拉住各手指做推掌及伸拉各手指活动，肩关节前屈、后伸、外展、内收、内外旋转、上举活动，肘关节要屈曲、后伸，腕关节掌屈、背伸，手指要进行屈曲、伸展及各指和拇指对指运动 ·下肢：护理人员一手握住患肢踝关节，另一手握膝关节，使髋膝关节屈曲、外展、内收、内外旋转活动。护理人员一手握患肢的跖部，另一手做足部的外展内收和各趾的屈伸活动 ·肢体按摩：双手进行四肢自下而上肌肉放松，反复多次 偏瘫患者只做患侧，昏迷患者四肢全做	手法不对、力度不当；不按顺序进行；有遗漏部位
锻炼后	体位放置（15 分）	·肢体放置时各关节要保持屈、伸位交替，下垫软枕，仰卧、侧卧时，头抬高 15°～30°，下肢膝关节略屈曲，两腿间垫软枕。大腿外侧垫软垫，防止外旋，足与小腿保持 90°，脚尖向正上，上肢前臂呈半屈曲状态，手握圆形状	肢体放置时体位不正确；未放垫衬

续表

操作流程		技术要点	常见错误
锻炼后	洗手记录（10分）	·取手消毒剂，按“六步洗手法”的正确顺序洗手，记录锻炼部位及时间	未洗手；记录不完全
综合评价	整体素质（5分）	·动作熟练、协调，沟通有效 ·操作方法正确、爱伤观念强	—
	操作时间（5分）	·操作时间8min	—

十、CPM机肢体功能锻炼技术

操作流程		技术要点	常见错误
准备	个人准备（4分）	·仪表端庄，着装整洁，洗手，戴口罩	洗手时间不够
	物品准备（6分）	·CPM机、配电器1个、垫巾或病号服、快速手消毒剂、皮尺、记录单、笔	—
评估	病情评估（5分）	·携用物至床旁，查对床号、姓名，评估患者病情、意识状态、生命体征	未核对；评估病情不全面
	沟通解释（5分）	·根据病情向患者或家属做好解释，以取得配合 ·解释机器的作用及锻炼的目的，锻炼过程中可能出现疼痛等不适的情况，及时处理及根据患者具体情况调节锻炼角度	解释不到位
	局部评估（10分）	·通过主动、被动活动膝关节，倾听患者主诉，判断患者关节的活动度，为CPM机的起始及终止角度的设定提供依据 ·让患者屈曲关节，用一手按膝部或患侧大腿远端，再用另一手握小腿远端，被动屈曲膝关节，了解关节活动情况	屈曲关节度数过大；动作粗暴，造成患者痛苦

续表

操作流程		技术要点	常见错误
评估	仪器评估（5分）	·接通电源、打开开关、检查机器性能，先移开患者患肢，将机器摆放于床尾，连接机器导线，打开机器开关，观察机器运转情况	未仔细检查机器运行各参数
锻炼前	摆放体位（10分）	·测量患者的膝关节到踝关节的长度 ·CPM机上铺垫巾或穿病员服，先将机器调节于5°～10°后，将患肢置于机器上 ·根据患者肢体长度调节机器各臂长度适合	未根据患者患肢长度调节各臂长度，直接将患肢置于机器上锻炼，导致机器各臂与患肢长度不符，造成患者不适
	调整角度（10分）	·设定起始、终止角度、运行速度及时间启动机器。如患者感觉不适，复位后重新调整各参数，至患者感觉稍有疼痛能耐受，方为合适角度	不重视患者主诉，调节角度不合适，导致无效锻炼或过度锻炼
锻炼	启动机器（10分）	·启动机器，设置锻炼时间为40min	设置时间错误
	注意事项（5分）	·严密观察患者锻炼反应，如无疼痛可适当增加锻炼角度，疼痛较重及时停机减少锻炼角度	—
锻炼后	完毕停机（5分）	·锻炼完毕，关闭CPM机，在机器复位后松开固定，协助患者将患肢放置床上并询问患者感受	机器未复位；动作不轻柔；患者疼痛
	安置患者（10分）	·将机器撤离病床 ·协助患者取舒适体位，动作要轻柔 ·指导患者主动功能锻炼	撤离机器后未给患者取舒适体位或动作不轻柔，造成不适
	洗手记录（5分）	·取手消毒剂，按“六步洗手法”洗手，记录起始、终止角度及时间	未洗手；记录不完全
综合评价	整体素质（5分）	·动作熟练、沟通有效、操作方法正确、爱伤观念强	—
	操作时间（5分）	·操作时间5min	—

十一、烧伤整形科备皮法

操作流程		技术要点	常见错误
准备	个人准备（4 分）	·仪表端庄，着装整洁，洗手，戴口罩	口罩佩戴有缝隙
	物品准备（6 分）	·治疗盘内备皮包一个（备皮包内有一次性剃毛刀、一次性手套、一次性弯盘、皂液、软毛刷、治疗巾、棉球若干）、松节油、无菌棉签、毛巾、脸盆内盛有温热水、手电筒、剪刀、手消毒剂、笔、一个备皮包备用	备用备皮包未准备，其他物品不全
评估	病情评估（5 分）	·携用物至床旁，核对患者床号、姓名、腕带信息 ·评估患者意识状态及病情	评估不全面
	沟通解释（5 分）	·向患者或家属解释备皮的目的及必要性，以取得患者或家属理解与配合，必要时关闭门窗，遮挡屏风	解释不到位；爱伤观念不强，未遮挡
	局部评估（10 分）	·正确评估手术区的面积、部位及周围皮肤情况；正确选择供皮区部位 ·协助患者变换体位，仔细检查供皮区有无疖肿、瘢痕等，尽量选择光滑，面积大的部位作为供皮区	手术区检查不仔细，易漏掉未暴露的部位；选择供皮区部位范围太小
备皮前	正确摆位（5 分）	·取手消毒剂，按“六步洗手法”的正确顺序洗手 ·根据病情协助患者取合适卧位，充分暴露备皮区，注意保暖，铺治疗巾	未洗手；备皮区暴露不充分
备皮	备手术区（25 分）	·仔细检查手术部位，充分清除异物 ·用软毛刷蘸皂液涂局部，一手用纱布绷紧皮肤，另一手持剃毛刀剃毛，分区剃净毛发。剃毕用手电筒照射，仔细检查是否剃净。用毛巾浸热水洗去局部毛发及皂液。腹部手术，用无菌棉签清除脐部污垢。病灶在四肢的患者，指导患者备皮后温水泡 20min，用肥皂水清洗三遍，剪去指甲	剃毛时逆毛发生长方向剃，易损伤毛囊

续表

操作流程		技术要点	常见错误
备皮	备供皮区（20分）	·选择供皮区，一般面积应大于取皮面积4～5倍 ·胸、背、股及上臂做供皮区时，顺毛发生长方向剃净毛发，用皂液清洗干净。股部供皮区准备整个大腿，同侧腹股沟与小腿上1/3，并剃除阴毛	逆毛发生长方向剃毛，取皮面积不够
备皮后	安置患者（5分）	·根据病情取舒适的卧位；寒冷天气注意保暖，及时撤去治疗巾；整理用物 ·整理病床单位，关爱患者	未撤去治疗巾；患者卧位不舒适
	洗手记录（5分）	·取手消毒剂，按“六步洗手法”的正确顺序洗手，记录备皮时间，签名	未洗手；记录不完全
综合评价	整体素质（5分）	·动作熟练、协调，沟通有效、操作方法正确、爱伤观念强	—
	操作时间（5分）	·操作时间10min	—

十二、烧伤治疗仪照射法

操作流程		技术要点	常见错误
准备	个人准备（4分）	·仪表端庄，着装整洁，洗手，戴口罩	—
	物品准备（6分）	·治疗盘内置电源插座，自控大型红外线烧伤治疗机，记录本、笔	—
评估	病情评估（5分）	·携用物至床旁，核对患者床号、姓名、腕带信息 ·评估患者病情、意识状态和生命体征	未核对；评估病情不全面

续表

操作流程		技术要点	常见错误
评估	沟通解释（5 分）	·根据病情解释照射创面的目的及必要性，以取得患者或家属理解与配合	解释不到位
	局部评估（5 分）	·正确判断创面的部位、面积和深度 ·协助患者变换体位，检查到全身每个部位	检查不仔细，漏掉未暴露的创面
	仪器评估（5 分）	·接通电源，打开电源开关，检查仪器性能，关机备用	未检查仪器性能；检查后未关机
照射前	正确摆位（7 分）	·取手消毒剂，按“六步洗手法”的正确顺序洗手，戴口罩 ·协助患者变换体位，置于舒适卧位并充分暴露创面，头面部创面应用纱布遮盖双眼	口罩佩戴有缝隙；创面暴露不充分；未遮盖眼睛
照射	开机照射（8 分）	·按顺序打开总开关及辐射开关 ·根据患者需要的辐射面积，可分别或全部启动辐射开关，2min 后再开风机	开关顺序错误
	照射方法（15 分）	·根据病情调节温度，一般情况下不超过 35℃，治疗距离 25 ～ 40cm，根据创面渗出情况，确定照射时间，一般 1h/ 次，3 ～ 4 次 / 天。仪器连续使用不得超过 4h ·以患者自感舒适为宜	照射距离及温度调节不适宜
照射后	关闭机器（5 分）	·按顺序关机，关机时先关辐射开关，3min 后再关风机，最后关总开关，切断电源	辐射开关和风机开关同时关闭
	安置患者（5 分）	·整理用物，协助患者取舒适体位	患者卧位不舒适，动作粗暴
	洗手记录（5 分）	·取手消毒剂，按“六步洗手法”的正确顺序洗手，记录照射时间并签名	未洗手；未记录

续表

操作流程		技术要点	常见错误
综合评价	整体素质（5分）	·动作熟练、沟通有效、操作方法正确、爱伤观念强	—
	操作时间（5分）	·操作时间5min	—

十三、创面涂磺胺嘧啶银法

操作流程		技术要点	常见错误
准备	个人准备（4分）	·仪表端庄，着装整洁，洗手，戴口罩	口罩佩戴有缝隙
	物品准备（6分）	·治疗盘内放置一次性换药盒1个（内有镊子2把、弯盘1个、治疗碗1个、治疗巾、碘伏棉球及干棉球数个）、苯扎氯铵溶液、0.9%氯化钠溶液、无菌毛刷、一次性治疗单、无菌垫、烧伤治疗仪 ·换药盒1个备用	物品准备不充分
评估	病情评估（5分）	·携用物至床旁，核对患者床号、姓名、腕带信息 ·评估患者病情、意识状态和生命体征	未核对；评估病情不全面
	沟通解释（5分）	·根据病情向患者或家属做好解释，以取得配合 ·向患者或家属说明创面涂磺胺嘧啶银的目的及必要性	解释不到位
	局部评估（5分）	·正确判断创面的部位、面积、渗出情况 ·协助患者变换体位，检查全身每个部位	检查不仔细，漏掉未暴露的部位
涂药前	正确摆位（15分）	·取手消毒剂，按“六步洗手法”正确洗手，戴口罩 ·关闭门窗，协助患者充分暴露烧伤创面，将一次性治疗单、无菌垫铺于创面下	未关闭门窗；动作粗暴

续表

操作流程		技术要点	常见错误
涂药前	清洁创面（10分）	·将创面及周围皮肤上的分泌物清除干净 ·用消毒镊子夹消毒棉球将创面及周围皮肤清洗干净	创面清洗不彻底
涂药	检查药液（5分）	·核对医嘱，检查药物的有效期及质量	未核对药物有效期及质量
	正确涂药（20分）	·严格无菌操作，整个创面涂药要均匀，厚度约1mm ·将磺胺嘧啶银混悬液摇匀（或磺胺嘧啶银乳膏，厚度一般为1.5mm左右）倒入弯盘中，用毛刷蘸取均匀地涂在创面上，并用烧伤治疗仪烘干创面	涂药过厚
涂药后	安置患者（5分）	·根据病情取舒适的卧位；寒冷天气注意保暖 ·整理病床单位，关爱患者	患者卧位不舒适
	整理用物（5分）	·用物分类处理 ·毛刷为一次性用物	毛刷用后未及时放入医疗垃圾袋
	洗手记录（5分）	·取手消毒剂，按“六步洗手法”正确洗手，记录涂药时间，签名	未洗手；未记录
综合评价	整体素质（5分）	·动作熟练、沟通有效、操作方法正确、爱伤观念强	—
	操作时间（5分）	·操作时间8min	—

十四、更换无菌烧伤垫法

操作流程		技术要点	常见错误
准备	个人准备（4分）	·仪表端庄，着装整洁，洗手，戴口罩	口罩佩戴有缝隙
	物品准备（6分）	·治疗车上放无菌垫子2～3块（150cm×100cm）、床刷、床刷套、无菌手套、5% SD-Ag、无菌药杯、无菌小毛刷、电吹风、污物袋	用物准备不全

续表

操作流程		技术要点	常见错误
评估	病情评估（5分）	·携用物至床旁，核对患者床号、姓名、腕带信息 ·评估患者病情及意识状态	评估不全面
	沟通解释（5分）	·根据病情解释更换无菌垫的目的及重要性，取得患者或家属配合	解释不到位
	局部评估（10分）	·正确判断创面的部位、面积 ·操作者协助患者变换体位，检查到全身每个部位	检查不仔细，漏掉未暴露的部位
更换前	正确摆位（5分）	·取手消毒剂，按“六步洗手法”正确洗手，戴口罩 ·将对侧床档拉起，协助患者侧卧，由家属协助扶好患者，置于舒适体位	有推、拉动作
	检查药液（5分）	·核对医嘱，检查药液质量 ·检查磺胺嘧啶银的有效期及药液质量，将5% SD-Ag摇匀后，倒入药杯	未核对药液有效期及质量
更换	戴手套（5分）	·打开无菌垫，戴无菌手套 ·先将右手插入手套内；已戴好手套的右手指插入左手套的翻折部，帮助左手插入手套内；将手套翻折部翻回盖住隔离衣袖口	无菌手套污染
	换无菌垫（30分）	·严格无菌操作，垫子平整，无褶皱 ·将污染床垫卷起放于患者身下，观察创面情况。将干净无菌垫向内卷至1/2处，放于患者身下，将污染床垫覆盖。用小毛刷蘸少许5% SD-Ag均匀涂于创面，电吹风吹干。将近侧床档拉起，转至对侧，放下对侧床档，协助患者翻身至无菌垫上并侧卧。将患者身下的污染床垫卷起放于污物袋内，同时铺平无菌床垫，按上述方法涂药、吹干	有拖、拉、推动作和药物未摇匀

续表

操作流程		技术要点	常见错误
更换后	安置患者（5分）	·整理用物，将患者置于舒适的体位 ·寒冷天气注意保暖 ·整理病床单位，关爱患者	患者卧位不舒适
	整理用物（5分）	·用物分类处理 ·将换下的无菌垫放入黄色污物袋内封口焚烧	污物袋封口不严密
	洗手记录（5分）	·取手消毒剂，按“六步洗手法”的正确顺序洗手，记录涂药部位及时间，签字	洗手顺序颠倒，记录不全
综合评价	整体素质（5分）	·操作熟练、沟通有效、方法正确、爱伤观念强	—
	操作时间（5分）	·操作时间 8min	—

十五、破伤风抗毒素皮内注射技术

操作流程		技术要点	常见错误
准备	个人准备（4分）	·仪表端庄，着装整洁，洗手，戴口罩	口罩佩戴有缝隙
	物品准备（6分）	·治疗盘内放75%乙醇、无菌棉签、砂轮、弯盘、1mL注射器、破伤风抗毒素1500U/mL、生理盐水、0.1%盐酸肾上腺素、执行单、手消毒剂、笔、表、锐器盒	未备0.1%盐酸肾上腺素
评估	病情评估（5分）	·携用物至床旁，查对床号、姓名、腕带信息 ·评估患者病情、治疗情况、用药史、过敏史、家族史 ·评估患者意识、心理状态、对药物的认知及合作程度	未评估过敏史

续表

操作流程		技术要点	常见错误
评估	沟通解释（5分）	·根据病情解释皮内注射的目的、方法、注意事项、配合要点、药物作用及副作用	解释不到位
	皮肤评估（5分）	·注射部位的皮肤状况	未评估注射部位皮肤情况
注射前	核对医嘱（5分）	·核对医嘱和执行单，核对床号、姓名、药名、浓度、剂量、时间、用法及有无过敏史	核对不全面
	检查药液（5分）	·将药液与执行单核对，检查药物的规格、有效期、对光检查瓶身有无裂痕，药液有无浑浊及絮状物	核对不全面
	皮试液配制（10分）	·消毒安瓿，打开 ·检查1mL注射器的包装及有效期，合格后打开1mL注射器试通 ·按无菌原则抽取0.1mL药液，加生理盐水稀释至1mL（1mL内含TAT150U），排气 ·再次核对药液、在执行卡上注明配置时间及配置者姓名，将执行卡贴于注射器上，备用	配置药液浓度不正确
注射	核对检查（5分）	·再次核对医嘱及患者，腕带信息及询问过敏史	未再次核对
	皮内注射（15分）	·选择注射部位（前臂掌侧下1/3处），用75%乙醇消毒皮肤；绷紧皮肤，针尖与皮肤角度成5°角刺入皮内，针头斜面完全进入皮内后，放平注射器。用左手拇指固定针栓，注入药液0.1mL（内含TAT15U），使局部隆起形成一皮丘，可见毛孔显现	进针角度不正确，局部有出血
	快速拔针（5分）	·注射毕迅速拔针，切勿按压	拔针后给予按压

续表

操作流程		技术要点	常见错误
注射	再次核对（5分）	·再次核对医嘱及患者，询问患者有无不适	未询问患者身体情况
注射后	安置患者（5分）	·协助患者取舒适卧位 ·嘱患者勿按揉注射部位，勿离开病房，20min后观察局部反应，做出判断，期间如有不适，立即通知值班医护人员	未交代注意事项
	整理用物（5分）	·整理床单位，用物分类正确处理	未整理床单位
	洗手记录（5分）	·取手消毒剂，按“六步洗手法”的正确顺序洗手 ·记录注射时间并签字	洗手顺序颠倒
综合评价	整体素质（5分）	·操作熟练，动作轻巧 ·遵守无菌原则 ·注射部位选择恰当，口述观察结果正确	—
	操作时间（5分）	·操作时间5min	—

十六、肛管排气法

操作流程		技术要点	常见错误
准备	个人准备（4分）	·仪表端庄，着装整洁，洗手，戴口罩	口罩佩戴有缝隙
	物品准备（6分）	·肛管、玻璃接管、橡胶管、玻璃瓶（内盛3/4水，瓶口系带）、润滑油、清洁手套、胶布条(1cm×15cm)、无菌棉签、屏风，按顺序合理放置	—
评估	病情评估（5分）	·携用物至床旁，查对床号、姓名、腕带信息，评估患者病情、意识及合作程度	未核对；对病情了解不详细；沟通不到位

续表

操作流程		技术要点	常见错误
评估	沟通解释（5分）	·根据病情向患者及家属解释肛管排气的目的及必要性，以取得配合 ·为患者遮挡屏风	解释不到位；未用屏风遮挡
	局部评估（5分）	·评估患者肛周皮肤及黏膜有无损伤、炎症或者其他情况	未评估肛周皮肤及黏膜情况
插管前	患者准备（5分）	·协助患者将裤子褪下，暴露肛门，取左侧卧位或仰卧位 ·将治疗巾铺于患者臀下，弯盘置于肛门处。注意患者保暖	卧位不合适
	肛管准备（5分）	·根据患者情况选择合适的肛管，用注射器试通肛管确保通畅	肛管型号不适合患者
	连接装置（5分）	·将玻璃瓶固定于床边，橡胶管一端插入玻璃瓶液面以下，另一端通过玻璃接管与肛管连接	玻璃瓶固定不牢固
插管	润滑肛管（5分）	·戴手套，用润滑油润滑肛管前端15～20cm	—
	插入肛管（10分）	·暴露肛门，缓慢轻巧地将肛管插入肛门，插入直肠15～20cm，以胶布交叉固定于臀部	肛管插入长度不正确；润滑剂过少至肛管送入困难
排气	通畅排气（10分）	·观察排气情况，如患者排气不畅，可协助患者转换体位，按摩腹部	—
	拔出缸管（10分）	·保留肛管20min，拔出肛管，清洁肛门	—
排气后	安置患者（5分）	·撤去弯盘及治疗巾；协助患者穿好裤子，取舒适卧位，向患者及家属交代注意事项	患者卧位不舒适；未交代注意事项
	整理用物（5分）	·整理病床单位，垃圾分类处理	—
	洗手记录（5分）	·取手消毒剂，按“六步洗手法”的正确顺序洗手，记录	洗手顺序颠倒；未标记时间、插入长度

续表

操作流程		技术要点	常见错误
综合评价	整体素质（5 分）	· 操作熟练、轻柔、规范；操作面整洁；注重人文关怀	—
	操作时间（5 分）	· 操作时间 5min	—

十七、坐浴法

操作流程		技术要点	常见错误
准备	个人准备（4 分）	· 仪表端庄，着装整洁，洗手，戴口罩	口罩佩戴有缝隙
	物品准备（6 分）	·坐浴椅、消毒后的坐浴盘、药物、温水、纱布或干净小毛巾、温度计、换药包、手套、敷料、手消毒剂、记录单、笔，按顺序合理放置	—
评估	病情评估（5 分）	·携用物至床旁，查对床号、姓名、腕带信息，评估患者病情及活动情况	未核对；评估病情不全面
	沟通解释（5 分）	· 根据病情向患者解释坐浴的目的及作用，以取得配合	解释不到位
	局部评估（10 分）	· 遮挡屏风，协助患者暴露会阴部，检查会阴部情况，了解有无坐浴禁忌证	未遮挡患者；会阴部检查不仔细
坐浴前	配坐浴液（15 分）	· 遵医嘱配制坐浴液或温开水，温度适宜 40℃左右，用温度计测量	配制坐浴液水量过多，坐浴时容易外溢；水温过高或过低，烫伤或引起患者不适
坐浴	坐浴（10 分）	· 将坐浴盆放置坐浴椅上，协助患者将整个外阴部浸入药液或温开水中 20 ～ 30min，坐浴过程中根据水温及时添加热水	坐浴过程中没有及时了解水温和调节水量
坐浴后	安置患者（5 分）	· 坐浴完毕擦干会阴部，有伤口者局部换药。协助患者上床，整理床单位	完毕后擦拭会阴时动作粗暴引起患者不适

续表

操作流程		技术要点	常见错误
坐浴后	洗手记录（10分）	·取手消毒剂，按“六步洗手法”正确顺序洗手，记录	未洗手；记录不完全
综合评价	整体素质（5分）	·动作熟练、沟通有效、操作方法正确、爱伤观念强	—
	操作时间（5分）	·操作时间5min	—

十八、膀胱冲洗技术

操作流程		技术要点	常见错误
准备	个人准备（4分）	·仪表端庄，着装整洁，洗手，戴口罩	口罩佩戴有缝隙
	物品准备（6分）	·按医嘱备冲洗液、输液管、网套、启子、无菌棉签、消毒剂、Y型管或三通管、弯盘、手消毒剂、记录单、笔，按顺序合理放置	—
评估	病情评估（5分）	·携用物至床旁，查对床号、姓名、腕带信息，评估患者病情、意识状态及配合程度	未核对；对病情了解不详细；沟通不到位
	沟通解释（5分）	·根据病情向患者或家属解释膀胱冲洗的目的、方法、注意事项，以取得配合	解释不到位
	局部评估（5分）	·评估患者有无尿频、尿急、尿痛、膀胱憋尿感，是否排尽 ·尿液及尿管是否通畅	观察不仔细或未观察
冲洗前	准备患者（5分）	·协助患者取低半卧位或平卧位，酌情遮挡患者	未注意遮挡患者
	排空膀胱（5分）	·打开尿管夹，引流尿液，排空膀胱	尿液未全引出；膀胱未排空

续表

操作流程		技术要点	常见错误
冲洗前	备冲洗液（5 分）	·核对医嘱，检查冲洗液有效期及液体质量，常规消毒，按医嘱加入药液，挂于输液架上，插入输液器，排尽空气，关闭调节器	未核对；执行无菌技术操作不严格
	连接管道（5 分）	·关闭尿管夹，分开导尿管与集尿袋引流管接头连接处 ·消毒导尿管口和引流管接头 ·分别与 Y 型管的两个分管或三通管的两端相连接，Y 型管的主管或三通管的另一端连接冲洗管	分离导尿管与集尿袋前未关闭尿管夹
冲洗	冲洗过程（30 分）	·关闭引流管，打开尿管夹，开放冲洗管，调节滴速 60 ～ 80 滴 /min，待患者有尿意或滴入 200 ～ 300mL 溶液后，关闭冲洗管，放开引流管，将冲洗液全部引流出来后，再关闭引流管，按需要如此反复冲洗 ·如果滴入药液，须在膀胱内保留 15 ～ 30min 后再引流出体外 ·在冲洗过程中，询问患者感受，观察患者的反应及引流液性状	冲洗液滴速过快，冲洗量过多；冲洗液排出不完全
冲洗后	整理用物（5 分）	·关闭尿管夹，将 Y 型管或三通管与尿管口和引流管分离，消毒导尿管口和引流管接头，并连接；取下冲洗管及冲洗液瓶分类放置；打开尿管夹，确保引流通畅	连接导尿管与集尿袋后未打开尿管夹
	安置患者（5 分）	·整理病床单位，协助患者取舒适的卧位，告知患者注意事项	—
	洗手记录（5 分）	·取手消毒剂，按“六步洗手法”的正确顺序洗手，记录签字	洗手顺序颠倒
综合评价	整体素质（5 分）	·操作熟练、规范；注重人文关怀，保护患者隐私	—
	操作时间（5 分）	·操作时间 10min	—

十九、口腔冲洗术

操作流程		技术要点	常见错误
准备	个人准备（4分）	·仪表端庄，着装整洁，洗手，戴口罩	口罩佩戴有缝隙
	物品准备（6分）	·治疗盘内放置50mL注射器、吸痰管、吸痰装置、治疗碗、压舌板、弯盘、治疗巾、手电筒、纱布、漱口液（生理盐水或5%碳酸氢钠）、手消毒剂、记录单、笔	用物准备不全
评估	病情评估（5分）	·携用物至患者床旁 ·核对医嘱及患者床号、项目、腕带信息 ·评估患者身体状况、意识状态、生命体征及配合程度	未核对患者信息；对病情了解不详细
	沟通解释（5分）	·根据病情向患者或家属解释口腔冲洗的目的、方法、注意事项，以取得配合	解释不到位
	局部评估（5分）	·用手电筒查看口腔黏膜有无出血、溃疡、炎症、活动性义齿及分泌物等情况	未评估有无义齿；查看口腔黏膜不仔细；未使用手电筒
	吸引装置（5分）	·检查负压吸引装置性能是否完好 ·安装负压吸引装置，吸引管游离端放于治疗碗中	未检查负压吸引装置性能；吸引管道连接错误
冲洗前	备冲洗液（10分）	·取手消毒剂，按“六步洗手法”的正确顺序洗手，戴口罩 ·核对医嘱，检查冲洗液药名、浓度、剂量、有效期、用药时间，并对光检查药液质量 ·根据医嘱抽吸50mL生理盐水或5%碳酸氢钠冲洗液备用	未核对医嘱；未检查注射器性能
	准备患者（5分）	·协助患者取低半卧位或平卧位，头偏向一侧（带蒂肌皮瓣移植者可取患侧卧位，以防牵拉皮瓣） ·颌下铺治疗巾，弯盘置于口角旁，用无菌棉签湿润口唇	患者体位不正确

续表

操作流程		技术要点	常见错误
冲洗	冲洗口腔（15分）	·再次核对执行单、腕带，询问患者床号和姓名 ·检查吸痰管包装是否严密、有效期、型号，打开 ·将吸痰管与吸引管连接，试通，调整吸引压力为40～53.3kPa，将吸痰管置于口内（避开伤口，皮瓣移植患者将吸痰管置于健侧） ·将冲洗液从健侧口腔沿压舌板缓慢注入患者口中，让冲洗液从患者牙齿、舌面自然流到对侧，并嘱患者不要下咽，冲洗量适中，速度不宜过快，反复冲洗5～6次	冲洗液量过多或过少；冲洗速度过快引起患者呛咳
	吸冲洗液（15分）	·用吸痰管从健侧将冲洗液吸出，冲洗约30mL后将患者头部转向另一侧，同法冲洗另一侧 ·注意观察冲洗液的颜色、性质及量	冲洗液未完全吸出
冲洗后	安置患者（5分）	·取纱布擦净患者口角及面部冲洗液，口唇干裂者酌情涂石蜡油，撤去弯盘及治疗巾 ·再次检查口腔情况，观察患者反应，协助患者取舒适卧位 ·再次核对执行单、腕带、药液及患者姓名，向患者交代注意事项	未擦净患者口角及面部；未检查口腔；患者卧位不舒适
	整理用物（5分）	·取下负压引流装置，将吸引管与负压引流瓶分离并分类放置	整理用物不彻底
	洗手记录（5分）	·取手消毒剂，按“六步洗手法”的正确顺序洗手 ·记录冲洗时间及口腔黏膜情况	洗手顺序颠倒
综合评价	整体素质（5分）	·操作方法正确、动作轻柔、沟通有效、注重人文关怀	—
	操作时间（5分）	·操作时间5min	操作超时

二十、滴眼药技术

操作流程		技术要点	常见错误
准备	个人准备（4分）	·仪表端庄，着装整洁，洗手，戴口罩	口罩佩戴有缝隙
	物品准备（6分）	·治疗盘内放置滴眼液、无菌棉签或无菌棉球、弯盘、手消毒剂、执行单、笔	用物准备不全
评估	病情评估（5分）	·携用物至患者床旁 ·核对医嘱及患者床号、姓名、腕带信息 ·评估患者身体状况、意识状态及配合程度，必要时了解药物过敏史	未核对患者信息；评估病情不全面
	沟通解释（5分）	·根据病情向患者或家属解释滴眼药的目的、必要性及滴药过程中应注意的事项	解释不到位
	局部评估（5分）	·检查患者眼部是否清洁、有无分泌物、眼睑及结膜有无充血、水肿、刺痛、睫毛有无倒睫	未检查眼部情况
滴药前	正确摆位（5分）	·取手消毒剂，按“六步洗手法”的正确顺序洗手，戴口罩 ·协助患者取坐位或仰卧位，头稍后仰	体位不正确
	清洁患眼（15分）	·用无菌棉签或无菌棉球吸去泪液、分泌物或残留眼膏	结膜囊内清洁不彻底
滴眼药	检查药液（5分）	·核对医嘱，检查药名、浓度、剂量、有效期、用药时间，并对光检查药液质量 ·核对执行单、腕带，询问患者床号和姓名	未对光检查；未核对患者信息
	滴药手法（20分）	·操作者一手将患者下眼睑向下前方牵拉，嘱患者眼向上看，暴露结膜囊 ·另一手持滴管或滴瓶与结膜囊成60°，距离眼睑2～3cm，将药液滴入下穹隆结膜囊内1～2滴 ·提起眼睑，嘱患者转动眼球，使药液弥漫整个结膜囊内	滴管与角膜垂直；滴管距离角膜太近或太远；滴入药液外溢；滴入药液过多或过少

续表

操作流程		技术要点	常见错误
滴眼药	压迫泪囊（5分）	·压迫泪囊部1～2min，嘱患者轻轻闭眼3～5min	压迫部位不准确
滴药后	安置患者（5分）	·观察患者用药后反应，协助患者取舒适体位 ·再次核对执行单、腕带、药液及患者姓名，向患者交代注意事项	患者卧位不舒适
	整理用物（5分）	·整理病床单位，垃圾分类处理	—
	洗手记录（5分）	·取手消毒剂洗手，按“六步洗手法”的正确顺序洗手 ·记录签字	未洗手；未记录
综合评价	整体素质（5分）	·动作熟练、沟通有效、操作方法正确、爱伤观念强	—
	操作时间（5分）	·操作时间5min	—

二十一、滴耳药技术

操作流程		技术要点	常见错误
准备	个人准备（4分）	·仪表端庄，着装整洁，洗手，戴口罩	口罩佩戴有缝隙
	物品准备（6分）	·治疗盘内放置滴耳液、无菌棉球、滴管、必要时备3%过氧化氢溶液、吸引器、一次性吸引管、手电筒、弯盘、手消毒剂、执行单、笔	用物准备不全
评估	病情评估（5分）	·携用物至患者床旁 ·核对医嘱及患者床号、姓名、腕带信息 ·评估患者身体状况、意识状态及配合程度，必要时了解药物过敏史	未核对患者信息；评估病情不全面

续表

操作流程		技术要点	常见错误
评估	沟通解释（5分）	·根据病情向患者或家属解释耳道内滴药的目的必要性及滴药过程中应注意的事项，取得配合	解释不到位
	局部评估（5分）	·用手电筒仔细检查滴药侧耳道有无耵聍、分泌物、耳道局部皮肤及鼓膜情况	未检查滴药侧耳道情况
滴药前	正确摆位（5分）	·取手消毒剂，按“六步洗手法”的正确顺序洗手，戴口罩 ·协助患者取侧卧位或坐位，头侧向健侧，患耳垂直向上	卧位不正确
	清洁耳道（15分）	·用无菌棉签轻轻擦拭耳道内分泌物，必要时用3%过氧化氢溶液反复清洗至清洁为止，用无菌棉签拭干	耳道内分泌物清洁不彻底
滴耳药	检查药液（5分）	·核对医嘱，检查药名、浓度、剂量、有效期、用药时间，并对光检查药液质量 ·核对执行单、腕带，询问患者床号和姓名	未对光检查
	耳道滴药（20分）	·操作者一手将患者耳郭向后上提拉（小儿则向下方牵拉），使耳道变直 ·另一手持滴瓶，掌跟轻置于耳郭旁，将药液沿耳道壁轻轻滴入药液5～6滴 ·以手指反复轻压耳屏数次，使药液进入外耳道深部 ·用小棉球塞入外耳道口，以免药液流出	手法不正确；药液直接射入；滴入药液过少或过多
	确保疗效（5分）	·嘱患者保持原位2～3min，使药液充分吸收	滴药后立刻活动
滴药后	安置患者（5分）	·观察患者用药后反应，协助患者取舒适体位 ·再次核对执行单、腕带、药液及患者姓名，向患者交代注意事项	患者卧位不舒适

续表

操作流程		技术要点	常见错误
滴药后	整理用物（5分）	·整理病床单位，垃圾分类处理	垃圾分类处理不正确
	洗手记录（5分）	·取手消毒剂洗手，按“六步洗手法”的正确顺序洗手 ·记录签字	未洗手；未记录
综合评价	整体素质（5分）	·操作正确熟练，动作轻柔，爱伤观念强，患者无不适感	—
	操作时间（5分）	·操作时间5min	—

二十二、滴鼻药技术

操作流程		技术要点	常见错误
准备	个人准备（4分）	·仪表端庄，着装整洁，洗手，戴口罩	口罩佩戴有缝隙
	物品准备（6分）	·治疗盘内放置滴鼻药液、无菌棉签、清洁棉球或纸巾、手电筒、弯盘、手消毒剂、执行单、笔	用物准备不全
评估	病情评估（5分）	·携用物至患者床旁 ·核对医嘱及患者床号、姓名、腕带信息 ·评估患者身体状况、意识状态、生命体征及配合程度，必要时了解药物过敏史	未核对患者信息；评估病情不全面
	沟通解释（5分）	·根据患者病情向患者或家属解释鼻腔滴药的目的、必要性及滴药过程中应注意的事项，取得配合	解释不到位
	局部评估（5分）	·检查患者鼻腔有无红肿、溃疡、出血及分泌物情况	未检查鼻腔局部情况

续表

操作流程		技术要点	常见错误
滴药前	清洁鼻腔（15分）	·取手消毒剂，按“六步洗手法”的正确顺序洗手，戴口罩 ·嘱患者轻轻擤净鼻涕（鼻腔内有填塞物者禁止擤鼻涕），用纸巾擦净，必要时用无菌棉签擦拭鼻腔 ·用手电筒照射检查鼻腔黏膜情况	未清洁鼻腔；未检查鼻腔黏膜情况
	正确摆位（5分）	·协助患者取仰卧位，肩下垫枕头或头悬于床缘下，头尽量后仰，使头部与身体成直角，鼻孔朝上	患者体位不正确
滴鼻药	检查药液（5分）	·核对医嘱，检查药名、浓度、剂量、有效期，用药时间并对光检查药液质量 ·核对执行单、腕带，询问患者床号和姓名	检查药液项目不全面；核对信息不全面
	鼻腔滴药（20分）	·滴药前轻轻摇匀药液，一手轻推鼻尖以充分暴露鼻腔，另一手持滴管距鼻孔1～2cm，向鼻腔滴入药液3～5滴	手法不正确；距离鼻孔太近或太远；滴入药液剂量不准确
	确保疗效（5分）	·轻轻按压两侧鼻翼，使药液均匀分布于鼻腔黏膜，并嘱患者保持原体位3～5min，使药液在鼻腔内充分吸收	未按压鼻翼；滴药后立刻活动
滴药后	安置患者（5分）	·观察患者用药后反应，协助患者取舒适体位 ·再次核对执行单、腕带、药液及患者姓名，向患者交代注意事项	患者卧位不舒适；未再次核对患者信息
	整理用物（5分）	·整理病床单位，垃圾分类处理	垃圾分类处理不正确
	洗手记录（5分）	·取手消毒剂洗手，按“六步洗手法”的正确顺序洗手 ·记录签字	洗手顺序颠倒；未记录
综合评价	整体素质（5分）	·操作正确熟练、动作轻柔、沟通有效、爱伤观念强	—

续表

操作流程		技术要点	常见错误
综合评价	操作时间（5分）	·操作时间 5min	操作超时

二十三、鼻毛器的应用

操作流程		技术要点	常见错误
准备	个人准备（4分）	·仪表端庄，着装整洁，洗手，戴口罩	口罩佩戴有缝隙
	物品准备（6分）	·治疗盘内放置鼻毛器、无菌棉签、一次性手套、手电筒、弯盘、纸巾、手消毒剂、执行单、笔	用物准备不全
评估	病情评估（5分）	·携用物至患者床旁 ·核对医嘱及患者床号、姓名、腕带信息 ·评估患者身体状况、意识状态、生命体征及配合程度	未核对患者信息；评估病情不全面
	沟通解释（5分）	·根据病情向患者或家属解释修剪鼻毛的目的、必要性及过程中应注意的事项，取得配合	解释不到位
	局部评估（5分）	·用手电筒仔细检查患侧鼻腔黏膜有无红肿、溃疡、出血及分泌物等情况	未检查鼻腔局部情况
	仪器评估（5分）	·打开鼻毛器开关，检查鼻毛器性能是否完好	检查后未关开关
操作前	清洁鼻腔（10分）	·取手消毒剂，按“六步洗手法”的正确顺序洗手，戴口罩，戴一次性手套 ·嘱患者轻轻擤净鼻涕，必要时用无菌棉签将患者鼻腔分泌物擦拭干净，用手电筒检查鼻涕是否擤净及有无鼻腔异物	未擤净鼻涕；未检查鼻腔情况
	正确摆位（5分）	·协助患者取仰卧头高位或坐位，头稍后仰，头部固定	体位摆放不准确

续表

操作流程		技术要点	常见错误
剪鼻毛	修剪鼻毛（20分）	·核对执行单、腕带，询问患者姓名 ·嘱患者微张口，经口平静呼吸 ·操作者左手拇指和食指固定鼻尖和鼻翼，右手打开鼻毛器开关，进入鼻腔，贴近鼻腔黏膜，清除鼻前庭四周鼻毛	鼻前庭四周鼻毛有残留
	终末检查（10分）	·退出鼻毛器，关闭开关 ·用手电筒仔细检查鼻腔各壁，查看鼻毛是否修剪干净，有无鼻毛残留及鼻前庭皮肤有无破损 ·用无菌棉签清除落在鼻前庭的鼻毛	未及时关闭鼻毛器；未检查鼻腔
操作后	安置患者（5分）	·协助患者取舒适体位 ·再次核对执行单、腕带及患者姓名，向患者交代注意事项	未核对患者信息；患者卧位不舒适
	整理用物（5分）	·整理病床单位，垃圾分类处理	—
	洗手记录（5分）	·取手消毒剂洗手，按“六步洗手法”的正确顺序洗手 ·记录签字	未洗手；未记录
综合评价	整体素质（5分）	·动作熟练、沟通有效、操作方法正确、爱伤观念强	—
	操作时间（5分）	·操作时间10min	—

二十四、高频电刀的应用

操作流程		技术要点	常见错误
准备	个人准备（4分）	·仪表端庄，着装整洁，洗手，戴口罩	口罩佩戴有缝隙
	物品准备（6分）	·高频电刀主机、负极板、电源线、极板线、脚踏板、手消毒剂、笔、登记本，按顺序合理摆放	物品准备不全；物品摆放不合理

续表

操作流程		技术要点	常见错误
评估	病情评估（10分）	·携用物至床旁 ·查对患者床号、姓名、腕带信息，评估患者病情及手术方式 ·检查患者臀部、股部、小腿等局部皮肤有无炎症、破溃等情况	未核对；评估病情不全面；检查患者皮肤不全面
	沟通解释（5分）	·根据病情向患者做好解释，向患者说明应用电刀目的及必要性，以取得配合	解释不到位
	仪器评估（10分）	·检查电刀的性能。检查上次使用记录，以明确上次使用状态是否良好。将主机所需附件正确连接（电源线、极板线、脚踏板）。连接电源，打开电源开关，检查电刀性能。性能良好，关闭电源开关 ·检查负极板包装完好，是否在有效期内	未检查记录本；检查后未关电源
应用	置电极板（10分）	·取手消毒剂，按“六步洗手法”的正确顺序洗手 ·协助患者取合适体位，选择合适负极板，将负极板连接于极板线上，再将负极板粘贴于患者肌肉丰富平坦处（如臀部、股部、小腿等处）	电极板放置位置不正确；负极板粘贴不牢
	安装电刀（5分）	·查对电刀包装及灭菌日期，打开，将无菌电刀头插入高频电刀的输出插口	未核对灭菌日期
	调节参数（15分）	·打开电源开关 ·根据手术要求，在面板CUT区调节切割功率至该手术所需功率值。在面板COGA区调节凝血功率至该手术所需功率值。如用双极电凝，则在BIPOLA区调节所需功率，将模式调至脚控模式，并备好脚踏板	调节功率值不适宜
	观察记录（5分）	·术中注意观察高频电刀性能，负极板有无发热及脱落，并登记仪器工作状态是否良好及使用时间、人员	术中观察不到位，未登记本次电刀使用性能情况

续表

操作流程		技术要点	常见错误
手术后	正确关机（5分）	·使用完毕，将输出功率（电切、电凝）调至“0”，关上电源开关	未将输出功率调至“0”，直接关机
	整理用物（5分）	·拔下电源及负极板插头，取下负极板置于医疗废物袋中，将连接线盘好放置。清洁各附件，将高频电刀放置固定位置	未清洁仪器
	安置患者（5分）	·查看负极板粘贴处皮肤，帮患者穿好衣服，整理患者用物，待患者清醒后护送患者回病房	未检查患者皮肤
	洗手记录（5分）	·取手消毒剂，按“六步洗手法”正确顺序洗手，对本次仪器工作状态是否良好做好记录，供下次应用时参考	未洗手；未记录
综合评价	整体素质（5分）	·动作熟练、操作方法正确、爱伤观念强	—
	操作时间（5分）	·操作时间3min	—

二十五、电动气压止血带的应用

操作流程		技术要点	常见错误
准备	个人准备（4分）	·仪表端庄，着装整洁，洗手，戴口罩	口罩佩戴有缝隙
	物品准备（6分）	·电动气压止血仪、纸棉、绑带、气囊止血带、卫生手消毒剂、笔、登记本，按顺序合理放置	物品摆放不合理，物品准备不全
评估	病情评估（10分）	·携用物至床旁 ·查对患者床号、姓名、腕带信息，评估患者病情及手术方式 ·检查患者肢体局部是否清洁、有无皮肤破损及炎症等情况	未核对；评估病情不全面；未检查肢体局部情况

续表

操作流程		技术要点	常见错误
评估	沟通解释（5 分）	·根据病情向患者做好解释，向患者说明应用电动气压止血带目的及必要性，以取得配合	解释不到位
	仪器评估（10 分）	·检查电动气压止血带的性能。检查上次使用记录，以明确上次使用状态是否良好。接通电源，检查气囊止血带是否漏气，电动气压止血仪性能是否良好，检查完毕关闭电动气压止血仪的电源开关	未检查记录本；检查后未关电源，未断开气囊链接处
应用前	安置体位（5 分）	·取手消毒剂，按“六步洗手法”的正确顺序洗手 ·协助患者取合适体位，暴露肢体	体位摆放不正确，肢体暴露不充分
	缠止血带（15 分）	·将纸棉缠绕在患者上臂或大腿的中上 1/3 处（一般缠 2 ～ 3 层），再将气囊止血带缠绕在纸棉外，用绷带加固（注意：气囊止血带的位置距手术野的位置不应低于 10 ～ 15cm，气囊连接管朝向头侧，以利于无菌操作，松紧要适度，以防损伤神经、肌肉）	缠绕位置不合适；松紧不适宜
应用	连接仪器（5 分）	·连接气囊止血带与电动止血仪	导线连接不紧密，漏气
	驱血充气（10 分）	·抬高患肢 3min 驱血，打开电动气压止血仪的电源开关，旋转充气按钮充气，达到手术需要的压力（一般成人上肢压力 200 ～ 250mmHg、时间 <60min，下肢压力 300 ～ 350mmHg、时间 <90min，小儿压力减半。如根据患者血压设定，上肢压力为患者收缩压加 50 ～ 75mmHg，下肢压力为患者收缩压加 100 ～ 150mmHg）	充气过慢；压力不适宜，重复使用时间隔时间不足 10min
	洗手记录（5 分）	·取手消毒剂，按“六步洗手法”的正确顺序洗手，记录时间及压力	未记录

续表

操作流程		技术要点	常见错误
手术后	缓慢放气（5分）	·手术结束，旋转充气按钮缓慢放气，如双侧肢体使用止血带时，不应同时放气	放气太快，双侧同时放气
	安置患者（5分）	·松解绷带，解除止血带及纸棉，观察局部皮肤情况 ·帮患者穿好衣服，整理患者用物，待患者清醒后护送患者回病房	未观察局部皮肤情况
	洗手记录（5分）	·取手消毒剂，按“六步洗手法”洗手，对本次仪器工作状态是否良好做好记录，供下次应用时参考	未洗手；未记录
综合评价	整体素质（5分）	·动作熟练、操作方法正确、爱伤观念强	—
	操作时间（5分）	·操作时间3min	—

第三节 妇产科技能操作

一、产前检查法

操作流程		技术要点	常见错误
准备	个人准备（4分）	·仪表端庄，着装整洁，洗手，戴口罩	口罩佩戴有缝隙
	物品准备（6分）	·病历、医嘱单、执行单，治疗盘内放：多普勒听诊仪、耦合剂、有秒针的手表、皮尺、手套、臀巾（一次性治疗巾）、骨盆测量器、纸巾、消毒湿巾、手消毒剂、笔、医用垃圾桶和生活垃圾桶	消毒湿巾无开启日期

续表

操作流程		技术要点	常见错误
评估	孕妇评估（2分）	·携用物至床旁，询问孕妇床号、姓名，核对腕带信息，自我介绍 ·详细询问月经史，根据末次月经时间，推算预产期；询问孕产史，了解胎动情况；有无腹痛及阴道流血、流水等临产情况；有无头痛、头晕、眼花等自觉症状	评估内容不全面
	沟通解释（3分）	·向孕妇或家属做好解释，以取得配合 ·告知孕妇四部触诊、胎心听诊、宫高腹围及骨盆外测量的目的、方法、注意事项和配合要点；嘱孕妇排空膀胱	解释不全面，孕妇未排空膀胱
	局部评估（5分）	·检查者站在孕妇右侧，遮挡孕妇。协助孕妇平卧于检查床上，头部稍垫高，暴露腹部，双腿略屈曲分开，使腹肌放松；观察腹形、妊娠纹、瘢痕及紧张度	评估紧张度方法不规范
四步触诊	第一步（5分）	·（边做边口述）检查者面向孕妇，搓热双手置于子宫底部，测得宫底高度，了解子宫外形，估计胎儿大小与妊娠周数是否相符。双手指腹相对轻推，判断子宫底部的胎儿部分。若为胎头则硬而圆，且有浮球感，若为胎臀则宽而软，且形状略不规则	双手指腹相对轻推时手法不规范
	第二步（5分）	·（边做边口述）检查者面向孕妇，双手分别置于腹部左右两侧，一手固定，另一手轻轻深按检查，两手交替，触到平坦饱满的部分为胎背，可变形的高低不平部分是胎儿肢体，有时可感受到胎儿肢体活动	双手力度过大
	第三步（5分）	·（边做边口述）检查者面向孕妇，右手拇指与其余四指分开，置于耻骨联合上方握住胎儿先露部，判断先露部是胎头或胎臀，左右推动以确定是否衔接。若先露部仍浮动，表示尚未入盆；若已衔接，则胎先露部不能被推动	手法不规范，掌根部离开耻骨联合上方

续表

操作流程		技术要点	常见错误
四步触诊	第四步（5分）	·（边做边口述）检查者面向孕妇足端，左右手分别置于胎先露部的两侧，于骨盆入口方向向下深压；再次判断胎先露及胎先露部入盆程度 ·告知孕妇四部触诊情况，做手卫生，听诊胎心音	手法不规范
听诊测量	听诊胎心（5分）	·将多普勒探头涂耦合剂，置于胎背胎心音最清楚位置：①枕先露位于孕妇脐下方（左或右）；②臀先露位于近脐部上方（左或右）；③横位时位于脐周围。听到胎心搏动声，同时看表，听诊1min并读数，注意胎心的频率、节律、强弱，正常胎心率110～160次/min ·协助孕妇擦净腹部耦合剂，再次核对孕妇身份，并告知孕妇胎心音正常范围及所测结果	与腹主动脉音、子宫杂音、脐带杂音混淆
	测量宫高（5分）	·协助孕妇取伸腿仰卧位；右手持卷尺零端置于耻骨联合上缘中点，左手将卷尺向上拉开。使卷尺紧贴于腹部至子宫底部，读取数值	未校准软尺刻度
	测量腹围（5分）	·再将卷尺经脐绕腹部1周，读取数值	测量时软尺不经过脐部
	髂棘间径（5分）	·检查者做手卫生，戴手套，协助孕妇取伸腿仰卧位；为孕妇垫臀巾，协助孕妇脱下对侧裤腿盖在近侧腿上，用被子盖住双腿。检查者站在孕妇右侧，左右手持骨盆测量仪两端，刻度向上，测量两髂前上棘外缘间（腹股沟上端的骨隆突）的距离，查看数据，正常值为23～26cm	两髂前上棘定位不正确
	髂嵴间径（5分）	·检查者双手持测量器末端沿两髂嵴外侧循行，测量两髂嵴外缘最宽距离，查看数据，正常值为25～28cm	两髂嵴定位不正确

续表

操作流程		技术要点	常见错误
听诊测量	骶耻外径（5分）	·协助孕妇取左侧卧位，右腿伸直，左腿屈曲；检查者双手持测量器末端，左手端放在第五腰椎脊突下（米氏菱形窝上角），右手端放在耻骨联合上缘中点；测量其间距离，查看数据，正常值为18～20cm	骶骨位置定位不正确
	坐骨结节间径（5分）	·协助孕妇取仰卧位，两腿弯曲，双手抱膝，暴露会阴；检查者双手持测量器末端，测量两坐骨结节内侧缘的距离，查看数据，正常值为8.5～9.5cm	两坐骨结节定位不正确
	耻骨弓角度（5分）	·检查者用左右手拇指指尖斜着对拢放置于耻骨联合下缘，左右两拇指平放在耻骨降支上，测量拇指间的角度（正常值为90°）	耻骨降支定位不正确
检查后	安置孕妇（4分）	·撤掉臀巾，协助孕妇穿好衣裤，再次核对孕妇身份 ·协助孕妇取舒适卧位，整理床单位	未再次核对孕妇身份
	整理用物（3分）	·皮尺、骨盆测量器用含氯消毒剂浸泡30min后擦干备用，多普勒听诊仪探头的耦合剂用纸巾擦净、消毒湿巾消毒备用，分类正确处理用物	消毒湿巾用后没封闭好
	洗手记录（3分）	·取手消毒剂，按“六步洗手法”的正确顺序洗手；记录所测数值及测量时间，向孕妇及家属讲解注意事项（告知检查结果，注意胎动、阴道流血流液、宫缩情况等）	向孕妇宣教注意事项不全面
综合评价	整体素质（5分）	·操作熟练、规范；语言文明，举止端庄，动作轻柔，关心体贴患者；四部触诊手法轻柔熟练、能熟练掌握骨盆外测量各径线的名称，起始点及正常值	—
	操作时间（5分）	·操作时间15min	—

二、听诊胎心音技术

操作流程		技术要点	常见错误
准备	个人准备（4分）	·仪表端庄，着装整洁，洗手，戴口罩	口罩佩戴有缝隙
	物品准备（6分）	·病历、医嘱单、执行单，治疗盘内放：多普勒听诊仪、耦合剂、有秒针的手表、纸巾、消毒湿巾、手消毒剂、笔、医用垃圾桶和生活垃圾桶	消毒湿巾无开启日期
评估	孕妇评估（10分）	·携用物至床旁，询问孕妇床号、姓名，核对腕带信息，自我介绍 ·详细询问月经史，根据末次月经时间，推算预产期；询问孕产史，了解胎动情况；有无腹痛及阴道流血、流水等临产情况；有无头痛、头晕、眼花等自觉症状	评估内容不全面
	沟通解释（3分）	·向孕妇或家属做好解释，以取得配合 ·告知孕妇胎心听诊的目的、方法、注意事项和配合要点 ·嘱孕妇排空膀胱	孕妇未排空膀胱
	仪器评估（2分）	·打开多普勒听诊仪开关，检查电池是否充足，声音有无异常，听诊探头是否保持洁净	未行电池、音量检查
	局部评估（5分）	·检查者站在孕妇右侧，遮挡孕妇。协助孕妇平卧于检查床上，头部稍垫高，暴露腹部，双腿略屈曲分开，使腹肌放松；观察腹形、妊娠纹、瘢痕及紧张度	评估紧张度方法不规范
确定胎位（四部触诊）	第一步（5分）	·（边做边口述）检查者面向孕妇，搓热双手置于子宫底部，测得宫底高度，了解子宫外形，估计胎儿大小与妊娠周数是否相符。双手指腹相对轻推，判断子宫底部的胎儿部分。若为胎头则硬而圆，且有浮球感，若为胎臀则宽而软，且形状略不规则	双手指腹相对轻推时手法不规范

续表

操作流程		技术要点	常见错误
确定胎位（四部触诊）	第二步（5分）	·（边做边口述）检查者面向孕妇，双手分别置于腹部左右两侧，一手固定，另一手轻轻深按检查，两手交替，触到平坦饱满的部分为胎背，可变形的高低不平部分是胎儿肢体，有时可感受到胎儿肢体活动	双手力度过大
	第三步（5分）	·（边做边口述）检查者面向孕妇，右手拇指与其余四指分开，置于耻骨联合上方握住胎儿先露部，判断先露部是胎头或胎臀，左右推动以确定是否衔接。若先露部仍浮动，表示尚未入盆；若已衔接，则胎先露部不能被推动	手法不规范，掌根部离开耻骨联合上方
	第四步（5分）	·（边做边口述）检查者面向孕妇足端，左右手分别置于胎先露部的两侧，于骨盆入口方向向下深压；再次判断胎先露及胎先露部入盆程度 ·告知孕妇四部触诊情况，做手卫生，听诊胎心音	手法不规范
胎心听诊	听诊胎心（15分）	·将多普勒探头涂耦合剂，置于胎背胎心音最清楚位置：①枕先露位于孕妇脐下方（左或右）；②臀先露位于近脐部上方（左或右）；③横位时位于脐周围。听到胎心搏动声，同时看表，听诊1min并读数，注意胎心的频率、节律、强弱，正常胎心率110～160次/min ·协助孕妇擦净腹部耦合剂，再次核对孕妇身份，并告知孕妇胎心音正常范围及所测结果	与腹主动脉音、子宫杂音、脐带杂音混淆

续表

操作流程		技术要点	常见错误
胎心听诊	健康宣教（10 分）	·嘱孕妇每日早中晚各计数胎动 1 小时，3 小时的胎动数相加乘以 4 为 12 小时的胎动数，不少于 10 次为正常，过频或过少均应注意并及时报告医师 ·告知孕妇及家属注意有无阴道流血流液、腹痛腹胀等情况	宣教不到位
听诊后	安置孕妇（5 分）	·协助孕妇擦去耦合剂，穿衣，取舒适的卧位，寒冷天气注意保暖 ·再次核对孕妇身份	未再次核对孕妇身份
	整理用物（5 分）	·多普勒听诊仪探头的耦合剂用纸巾擦净、消毒湿巾消毒备用，分类正确处理用物	消毒湿巾用后没封闭好
	洗手记录（5 分）	·取手消毒剂，按“六步洗手法”的正确顺序洗手；记录胎心听诊时间，计胎心率次数	记录不全面
综合评价	整体素质（5 分）	·操作熟练、规范；注重人文关怀；掌握正常胎心范围及正常胎动次数	—
	操作时间（5 分）	·操作时间 15min	—

三、阴道消毒技术

操作流程		技术要点	常见错误
准备	个人准备（5 分）	·仪表端庄、着装整洁，洗手，戴口罩	—
	物品准备（5 分）	·病历、医嘱单、执行单，治疗盘内放：无菌卵圆钳 2 把、0.5% 碘伏棉球 14 ～ 15 个，治疗碗 1 个、一次性垫巾 1 个、一次性橡胶手套、弯盘 1 个、手消毒剂、笔、医用垃圾桶	—

续表

操作流程		技术要点	常见错误
准备	环境准备（5分）	·病室安静，温度22～24℃，用屏风遮挡患者	—
评估	病情评估（5分）	·携用物至床旁，核对医嘱及患者床号、姓名、腕带信息，自我介绍 ·评估患者病情、意识状态、生命体征，询问有无性生活史	评估病情不全面
	沟通解释（5分）	·向患者及家属介绍阴道消毒的方法及注意事项，取得理解及配合 ·嘱患者排空膀胱	解释不到位
	局部评估（5分）	·观察患者会阴清洁度及外阴皮肤等局部情况	评估不全面
消毒前	正确体位（10分）	·带领患者到妇科检查室，协助其上检查床，脱去一侧裤腿，取膀胱截石位，臀下放一次性垫巾，充分暴露会阴，弯盘置于两腿之间；注意保暖	会阴暴露不够充分；未注意保暖
消毒	清洁外阴（10分）	·按由内到外，由上到下的顺序擦洗：尿道口、小阴唇、大阴唇、阴阜、肛门	消毒顺序颠倒
	阴道消毒（25分）	·将一次性阴道窥器润滑后，前端闭合轻轻插入阴道，扩张阴道壁，暴露宫颈。用卵圆钳夹取碘伏棉球消毒阴道壁及穹隆，同时转动窥器，使阴道各壁均充分消毒。同法消毒3遍。用过的棉球置于弯盘内。擦洗过程中与患者沟通，了解患者舒适程度	阴道消毒不充分；未关爱患者
消毒后	安置患者（5分）	·消毒完毕，用干纱布擦干外阴，撤去臀下垫巾，协助患者穿好衣服，送患者到病床后，协助取舒适体位	未用干纱布擦干消毒液
	整理用物（5分）	·将用过的垫巾、污棉球放入医疗废物袋内，用过的卵圆钳放含氯消毒剂内浸泡消毒，整理检查床为备用状态	未整理检查床

续表

操作流程		技术要点	常见错误
消毒后	洗手记录（5分）	·取手消毒剂，按“六步洗手法”的正确顺序洗手；详细记录阴道分泌物的量、颜色、气味	洗手顺序颠倒；记录不详细
综合评价	整体素质（5分）	·操作熟练，动作轻巧，步骤正确；沟通有效，注重人文关怀	—
	操作时间（5分）	·操作时间 5min	—

四、阴道冲洗技术

操作流程		技术要点	常见错误
准备	个人准备（4分）	·仪表端庄，着装整洁，洗手，戴口罩	—
	物品准备（6分）	·病历、医嘱单、执行单、冲洗桶、灌洗头数个、灌洗架或阴道冲洗器、一次性窥器、无菌卵圆钳2把、无菌棉球、无菌纱布、一次性垫巾、一次性手套、大弯盘、水温计、便盆、卫生纸、屏风或隔帘、手消毒剂、笔、污水桶、冲洗液（常用1∶5000高锰酸钾溶液、1∶500碘伏、甲硝唑溶液、10%洁尔阴等，灌洗液500～1000mL，温度38～40℃）	物品准备不全
评估	病情评估（5分）	·携用物至床旁，核对医嘱及患者床号、姓名、腕带信息，自我介绍 ·评估患者病情、意识状态、生命体征，询问有无性生活史	评估病情不全面
	沟通解释（5分）	·向患者及家属介绍阴道冲洗的方法及注意事项，取得理解及配合。保护患者隐私，遮挡屏风	未沟通解释

续表

操作流程		技术要点	常见错误
评估	局部评估（5分）	·观察患者会阴清洁度及外阴皮肤等局部情况 ·协助大小便，排空膀胱	未排空膀胱
冲洗前	正确体位（10分）	·协患者上妇科检查床，协助患者脱去裤子，取膀胱截石位，充分暴露会阴。将患者腰下的上衣向上拉，以免冲洗时渗湿，臀下放一次性垫巾	未整理患者衣服
冲洗	冲洗阴道（50分）	·再次核对患者床号、姓名、腕带信息，戴一次性手套，关闭灌洗头开关，遵医嘱将配置好的灌洗液，倒入灌洗桶内，把灌洗桶挂在高于床面60～70cm处，接灌洗头，左手打开灌洗头开关，持灌洗头上方，右手持卵圆钳夹棉球，先冲洗外阴。冲洗原则：第一遍由上向下、由外向内；第二遍由上向下、由内向外，即冲洗的顺序是两侧大小阴唇→阴阜→两侧大腿内上1/3部分→会阴及肛门周围。边冲边擦，擦洗时稍用力。然后，用左手分开小阴唇，右手将灌洗头沿阴道侧壁缓慢插入阴道6～8cm，打开灌洗头开关，围绕宫颈轻轻上下左右移动，冲洗阴道及穹隆部，每次灌洗药液200～500mL。抽出灌洗头，再次冲洗外阴部。灌洗完毕，关闭灌洗头开关，用灌洗头压阴道后壁，使冲洗液流出，然后取出灌洗头。若需放药治疗者，用窥器扩开阴道，钳夹药物放入阴道顶端	冲洗顺序不正确，冲洗手法不正确，插入深度不正确，动作不轻柔，窥器放置不正确
冲洗后	安置患者（5分）	·用纱布擦干净外阴部，撤去臀下垫巾，帮患者穿好衣服，协助送回病房，取合适卧位，告知有关事项	未指导患者注意事项
	整理用物（3分）	·将用过的垫巾、污棉球放入医疗废物袋内，整理检查床	未整理检查床

续表

操作流程		技术要点	常见错误
冲洗后	洗手记录（2分）	·取手消毒剂，按“六步洗手法”的正确顺序洗手；详细记录阴道分泌物的量、颜色、气味	洗手顺序颠倒
综合评价	整体素质（5分）	·操作熟练、规范，动作轻柔；严格无菌操作，外阴清洁；护患沟通有效，注重人文关怀	—
	操作时间（5分）	·操作时间7min	—

五、外阴湿热敷技术

操作流程		技术要点	常见错误
准备	个人准备（4分）	·仪表端庄，着装整洁，洗手，戴口罩	—
	物品准备（6分）	·医嘱单、执行单、治疗盘内放：热源袋如热水袋、电热包或红外线灯、50%硫酸镁、95%乙醇、医用凡士林、治疗碗1个、热水、无菌手套，会阴擦洗包1个：内有消毒弯盘1个、镊子2把、0.5%碘伏棉球14～15个、无菌纱布2块、棉垫、橡皮布、垫巾各1块、手消毒剂、笔、医用垃圾桶、必要时备剪刀	—
评估	病情评估（5分）	·携用物至床旁，核对医嘱及患者床号、姓名、腕带信息，自我介绍 ·评估患者病情、年龄、治疗情况，局部皮肤、伤口状况，活动能力及合作程度	评估患者不全面
	沟通解释（5分）	·告知患者及家属会阴湿热敷的目的：能促进炎症的吸收，减轻疼痛，有利于早日恢复健康	解释不到位

续表

操作流程		技术要点	常见错误
评估	检查用物（5 分）	·检查热水袋有无破损，热水袋与塞子是否配套，以防漏水	未检查用物
热敷前	备热敷液（5 分）	·按“六步洗手法”的正确顺序洗手，根据热敷要求，准备热水或热水袋，温度 50 ～ 60℃	未测量热敷液温度
	准备患者（10 分）	. 操作者站于患者右侧，协助脱去对侧裤盖在近侧腿上，气温低时可加盖浴巾，上身及对侧腿上用盖被盖好 ·协助患者取仰卧屈膝位，双腿稍外展，暴露会阴	过度暴露患者
热敷	清洁外阴（10 分）	·按顺序消毒外阴 ·将垫巾铺于患者臀下，弯盘置会阴处。治疗碗置于弯盘后，左手戴一次性手套，右手持镊子夹碘伏棉球，按顺序擦洗消毒：尿道口、小阴唇、大阴唇、阴阜、肛门（由内到外，由上到下擦洗）。每个棉球只用一次	消毒顺序颠倒；清洁不彻底
	热敷过程（25 分）	·按要求进行湿热敷 ·热敷部位先涂一薄层凡士林，盖上纱布，再轻轻敷上蘸有热敷溶液的温纱布，湿热敷的面积应是病损范围的 2 倍。外面盖上棉布垫保温。一般每 3 ～ 5min 更换热敷垫 1 次，也可用热源袋放在棉垫外或用红外线灯照射，延长更换敷料的时间，1 次热敷 15 ～ 30min。定期检查热源袋的完好性，防止烫伤，对休克、虚脱、昏迷及术后感觉不灵敏的患者应特别注意	时间不准确；温度不适宜
热敷后	安置患者（5 分）	·协助患者取舒适的卧位 ·撤去用物；协助患者取舒适的卧位，寒冷天气注意保暖	未协助患者取舒适卧位
	整理用物（5 分）	·整理病床单位，各物品消毒备用，垃圾分类处理	未整理床单位

续表

操作流程		技术要点	常见错误
热敷后	洗手记录（5分）	·取手消毒剂，按“六步洗手法”的正确顺序洗手；记录操作时间	洗手顺序颠倒
综合评价	整体素质（5分）	·操作熟练，动作轻巧，步骤正确 ·沟通有效，注重人文关怀	—
	操作时间（5分）	·操作时间5min	—

六、母乳喂养技术

操作流程		技术要点	常见错误
准备	个人准备（3分）	·仪表端庄，着装整洁，剪短指甲，洗手，戴口罩	—
	物品准备（3分）	·医嘱单、执行单、大毛巾、小毛巾、清洁纱布二块、清洁容器（内盛50～60℃温水300mL）、干净胸罩、手消毒剂、医用垃圾桶	—
	环境准备（4分）	·环境安静，光线充足，室温26～28℃	—
评估	沟通解释（4分）	·携用物至床旁，核对医嘱及患者床号、姓名、腕带信息；自我介绍 ·向产妇及家属讲解母乳喂养的目的和意义，取得配合 ·教导产妇及家属掌握母乳喂养技巧并能示范母乳喂养的正确姿势和方法	沟通欠到位，家属不能正确掌握母乳喂养方式方法
	乳房评估（3分）	·目视双侧乳房是否对称，拇指与四指分开距乳头2cm处向内向后方向有规律围绕乳晕挤压、放松，观察是否有少量乳汁溢出	挤压时用力较大、部位不准确
	乳头评估（5分）	·是否存在乳头内陷、扁平 ·清洗乳头污垢，拇指与食指向两侧分离乳晕，从乳头根部轻轻牵拉乳头	用吸奶器牵拉乳头

续表

操作流程		技术要点	常见错误
评估	婴儿评估（3分）	·检查婴儿反应、体重＞1000g，其皮肤颜色、肌张力；用手轻轻触及婴儿口唇，是否有母乳吸吮反射	评估不全面，时机不正确
护理前	乳房清洁（7分）	·露出右侧胸部，将小毛巾浸水，并抹上肥皂，以顺时针方向擦洗乳部，并自乳头逐渐向根部擦洗整个乳房，然后再用清洁适度的湿毛巾将皂液擦洗干净，并用大毛巾拭干乳房。然后用同样方法擦洗左侧乳房	水温不适宜
	热敷乳房（8分）	·露出胸部，将温热毛巾覆盖两乳房，两条毛巾交替使用，保持水温，每1～2min更换一次热毛巾，热敷8～10min即可。然后用毛巾擦干并盖上大毛巾	水温不适宜
护理中	母乳喂养（35分）	·指导产妇取舒适卧位，护士先手法按摩乳房3min左右，并挤出少量乳汁使乳晕变软，将婴儿抱至产妇身边，婴儿的头和身体呈一条直线，婴儿身体紧贴母亲身体，婴儿全身都得到支撑，婴儿面向乳房，鼻子对着乳头，在婴儿张口的瞬间，将产妇乳头及大部分乳晕放入婴儿口内。嘱产妇感受婴儿吸吮的力度，观察婴儿是否在有规律地吸吮，指导产妇8～10次/24h，时间10min左右，以后逐渐延长至20min	婴儿体位和含接姿势不正确
护理后	安置产妇（4分）	·产妇感觉轻松舒适，体会母性角色 ·询问产妇对母乳喂养的主观感受，指导产妇挤出少量乳汁涂抹在乳头表面，起到保护乳头作用	未挤出少量乳汁涂抹乳头表面
	安置婴儿（4分）	·婴儿吸吮有效，安静入睡 ·哺喂后不要立即将婴儿抱离产妇身边，查看婴儿是否满足需要，将其衣被整理平整，使婴儿侧卧	哺喂完毕立即抱离母亲身边

续表

操作流程		技术要点	常见错误
护理后	整理用物（4分）	·整理病床单位，教导产妇及家属掌握乳房护理技巧 ·将用过的毛巾及纱布开水烫过备用，将挤出的奶液倒掉	将挤出的乳汁喂给婴儿
	洗手记录（3分）	·取手消毒剂，按“六步洗手法”的正确顺序洗手，详细记录产妇乳头情况及母乳喂养的时间、过程	洗手顺序颠倒
综合评价	整体素质（5分）	·操作熟练，动作协调、轻柔，沟通有效，爱伤观念强	—
	操作时间（5分）	·操作时间10min	—

七、产后乳房护理技术

操作流程		技术要点	常见错误
准备	个人准备（3分）	·仪表端庄，着装整洁，洗手，戴口罩	—
	物品准备（3分）	·医嘱单、执行单、大毛巾、小毛巾、清洁纱布二块、香皂、爽身粉、甘油、清洁容器（内盛50～60℃热水300mL）、干净胸罩、手消毒剂、医用垃圾桶	—
	环境准备（4分）	·环境安静，室温26～28℃	—
评估	沟通解释（4分）	·携用物至床旁，核对医嘱及患者床号、姓名、腕带信息，自我介绍，向产妇及家属讲解乳房护理的目的和意义，取得配合，教导产妇及家属母乳喂养技巧并能示范母乳喂养的正确姿势和方法	沟通欠到位；家属不能正确掌握母乳喂养方式方法
	乳房评估（3分）	·目视双侧乳房是否对称，拇指与四指分开距乳头2cm处向内向后方向有规律围绕乳晕挤压、放松，观察是否有少量乳汁溢出	挤压时用力较大；挤压的部位靠近乳头

续表

操作流程		技术要点	常见错误
评估	乳头评估（5分）	·观察是否存在乳头内陷、扁平 ·清洗乳头污垢，拇指与食指向两侧分离乳晕，从乳头根部轻轻牵拉乳头	用吸奶器牵拉乳头
	母乳喂养（3分）	·嘱产妇取侧卧位，让母亲与婴儿胸对胸、腹贴腹，婴儿下颌紧贴母亲乳房，含接乳头及大部分乳晕，婴儿有效正确吸吮乳头	婴儿含接乳头部位不正确
护理前	乳房清洁（7分）	·露出右侧胸部，将小毛巾浸水，并抹上肥皂，以顺时针方向擦洗乳部，并自乳头逐渐向根部擦洗整个乳房，然后再用清洁适度的湿毛巾将皂液擦洗干净，并用大毛巾拭干乳房。然后用同样方法擦洗左侧乳房	动作不轻柔
	热敷乳房（8分）	·把清洁纱布用热水浸透，拧干，水温可根据室温酌情增减；露出胸部，将温热毛巾覆盖两乳房，两条毛巾交替使用，保持水温，每1～2min更换一次热毛巾，热敷8～10min即可。然后用毛巾擦干并盖上大毛巾	水温过高，易造成皮肤的烫伤
护理中	手法挤奶（35分）	·挤奶前洗净双手，将一个清洁的容器靠近乳房，产妇身体略向前倾，大拇指放在距乳头根部2cm的乳晕处，食指放在拇指对侧的乳晕上，其他手指托住乳房，用拇指与食指的内侧向胸壁方向压挤，重复挤压、松弛达数分钟，围绕乳晕依次挤压所有乳窦	挤压时手指不固定，在皮肤上移动
护理后	安置产妇（5分）	·协助产妇换好清洁胸罩，取舒适卧位 ·询问产妇对乳房护理的主观感受，协助产妇更换宽松、舒适的清洁胸罩	产妇的胸罩号码不合适
	整理用物（5分）	·整理病床单位，让产妇及家属掌握乳房护理技巧 ·将用过的毛巾及纱布开水烫过备用，将挤出的奶液倒掉	将挤出的乳汁喂给婴儿

续表

操作流程		技术要点	常见错误
护理后	洗手记录（5分）	·取手消毒剂，按“六步洗手法”的正确顺序洗手 ·详细记录产妇乳头情况及挤出奶液的量、颜色	洗手顺序颠倒
综合评价	整体素质（5分）	·操作熟练，动作协调、轻柔，沟通有效，爱伤观念强	—
	操作时间（5分）	·操作时间10min	—

八、卡介苗接种技术

操作流程		技术要点	常见错误
准备	个人准备（4分）	·仪表端庄，着装整洁，洗手，戴口罩	—
	物品准备（6分）	·冰箱、治疗盘内放置：医嘱单、执行单、冻干卡介苗和卡介苗稀释液、75%乙醇、0.5%碘伏或安尔碘、1mL注射器2个、无菌棉签、肾上腺素、砂轮、消毒干棉球、手消毒剂、笔、医嘱单、执行单	—
评估	婴儿评估（5分）	·接种对象为正常足月新生儿，一般在出生后24h内进行接种 ·核对医嘱及新生儿床号、腕带信息，自我介绍。对早产、难产、伴有明显的先天性畸形的新生儿；或发热、腹泻等急性传染病的患儿；或心、肺、肾等慢性疾病、严重皮肤病、过敏性皮肤病、神经系统疾病的新生儿应暂缓接种	未仔细评估新生儿
	沟通解释（5分）	·告知家属接种卡介苗能使新生儿机体产生抗结核抗体，预防结核病	解释不到位

续表

操作流程		技术要点	常见错误
评估	局部评估（5 分）	· 操作者应检查新生儿左上臂有无红肿、皮炎、湿疹等皮肤病	未评估局部皮肤
接种前	药物存放（5 分）	· 卡介苗必须保存在 2 ～ 8℃冰箱中冷藏，卡介苗分开存放，不能与其他药物混放	与其他药物共存放
	查对药物（5 分）	· 注射前必须先核对安瓿上的药名、浓度、有效期和批号，检查安瓿有无破裂，菌液有无浑浊、沉淀。卡介苗容易发生沉淀，使用时要充分摇匀，如有摇不散凝块、异物或安瓿有裂缝及过期者均不可使用	未仔细查对疫苗有效期
	打开安瓿（5 分）	· 查无菌棉签有效期及密封情况，用 0.5% 碘伏或安尔碘消毒冻干卡介苗瓶颈及卡介苗稀释液瓶颈，用砂轮后再次消毒瓶颈，再用消毒干棉球包住轻扳颈部打开安瓿，要防止玻璃污染药液或误入眼内及其他部位；卡介苗开启后应立即接种，超过半小时应废弃	卡介苗开启后超过半小时未及时废弃
	抽取药液（5 分）	· 冻干卡介苗加入 0.5mL 稀释液后反复吸取，使疫苗充分摇匀。将注射器针头斜面向下插入安瓿的液面下吸取疫苗，针管刻度与针尖斜面向上，卡介苗注射量统一为皮内 0.1mL，全部操作应避免阳光照射	疫苗未充分摇匀
接种	皮肤消毒（5 分）	· 核对新生儿信息，核对无误后将新生儿放在床上取右侧卧位，在左上臂三角肌外下缘，用无菌棉签蘸 75% 乙醇，由内向外螺旋式对接种部位皮肤进行消毒，消毒直径＞ 5cm，待干后立即接种	酒精未干即开始接种

续表

操作流程		技术要点	常见错误
接种	穿刺方法（20分）	·检查针头和注射器衔接是否牢固；左手绷紧注射部位皮肤，右手持注射器，食指固定针管，针头斜面向上，与皮肤成10°～15°角刺入皮内，针孔斜面恰好在表皮下。再用左手拇指固定针管，但不要接触针头部分，然后缓缓注入0.1mL疫苗，使注射部位形成一个圆形皮丘（以凸起6～8mm为宜）。针管顺时针方向旋转180°退出针头，防止注射后液体外溢，勿按摩注射部位	将卡介苗误种到皮下或肌肉
	种后宣教（5分）	·告知监护人注射后经过一段时间在注射处出现一个小红硬结，并逐渐长大到小豆粒大小，形成脓疱，脓疱反复破溃后结痂。此时不要揭痂待其自然脱落后留下一瘢痕，一般4～7mm，全过程需2～3个月。如化脓或破溃者禁止热敷	宣教不到位
接种后	安置婴儿（5分）	·再次核对新生儿信息，给新生儿穿衣，取舒适的卧位，寒冷天气注意保暖。接种后留在接种现场观察15～20min，如出现异常反应及时处理和报告	新生儿卧位不舒适
	整理用物（5分）	·接种后必须把用过的安瓿，废弃的菌苗、棉球等集中存放，及时进行菌苗灭活，深埋或焚烧，做妥善处理，切勿随地乱丢	未妥善处理用物
	洗手记录（5分）	·取手消毒剂，按“六步洗手法”的正确顺序洗手；记录接种日期及时间	洗手顺序颠倒
综合评价	整体素质（5分）	·操作熟练、规范；注重人文关怀；接种有效、安全，无并发症	—
	操作时间（5分）	·操作时间10min	—

九、新生儿脐部护理技术

操作流程		技术要点	常见错误
准备	个人准备（4分）	·仪表端庄，着装整洁，洗手，戴口罩	—
	物品准备（6分）	·治疗车、治疗盘、弯盘、75%乙醇、无菌棉签、3%过氧化氢溶液、无菌生理盐水、医用垃圾桶、尿布（纸尿裤）、手消毒剂、笔、医嘱单、执行单	—
评估	病情评估（5分）	·携用物至床旁，核对医嘱及新生儿床号、腕带信息，自我介绍 ·评估患儿病情、出生时间、生命体征、精神反应等	评估病情不全面
	沟通解释（5分）	·向患者或家属解释实施脐部护理的目的和必要性	解释不到位
	局部评估（5分）	·评估新生儿脐部情况，观察脐轮有无红肿，脐窝内有无渗血、渗液或脓性分泌物，脐带有无脱落	未评估脐部情况
	环境准备（5分）	·室内光线充足，关闭门窗，最好有空调，室温24～26℃，湿度55%～65%	室内温湿度不适宜
护理	检查脐部（10分）	·按“六步洗手法”的正确顺序洗手，戴口罩。接触新生儿前，用快速手消毒剂消毒双手。将新生儿置于平卧位，解开新生儿包被，向下翻折尿布（婴儿尿裤），充分暴露脐部，轻轻提起脐带残端观察脐轮与脐窝情况，注意保暖	接触新生儿前未再次消毒双手；暴露过多，保暖措施不当
	脐部处置（30分）	·按脐部不同情况给予相应的处理 ·①脐轮无红肿，无脓性分泌物时，先用无菌棉签蘸取无菌生理盐水，由内向外环形清洁脐周，然后用无菌棉签蘸75%乙醇，由内向外	无菌操作不严格；处置方法不正确

续表

操作流程		技术要点	常见错误
护理	脐部处置（30分）	环形轻轻擦净脐带残端和脐轮，范围为5cm；②脐轮红肿，有脓性分泌物时，先用无菌棉签蘸取无菌生理盐水，由外向内环形清洁脐周；然后以无菌棉签蘸取3%过氧化氢溶液环形擦洗脐带根部；然后再用无菌棉签蘸取0.9%生理盐水，由外向内环形擦拭脐周（以减少3%过氧化氢溶液对局部皮肤的刺激）；最后用无菌棉签蘸取75%乙醇，由内向外环形擦拭一遍，范围为5cm	无菌操作不严格；处置方法不正确
护理后	裹新生儿（15分）	·根据情况决定是否覆盖脐部敷料，包裹新生儿 ·生后24h将包扎的纱布打开，以促进脐带干燥与脱落。若发现脐部出血要消毒后盖上消毒纱布，再用胶布固定，以防止感染。脐部护理后，待脐部干燥后，给新生儿整理尿布或婴儿尿裤，要避免尿布直接覆盖在脐部，以免尿、便污染脐部。包裹新生儿，置舒适卧位。再次核对新生儿信息	处置脐部后未待干，包裹不合适，体位不当
	洗手记录（5分）	·取手消毒剂，按“六步洗手法”洗手，记录护理时间及脐部情况	六步洗手法不规范
综合评价	整体素质（5分）	·动作熟练、操作方法正确、爱伤观念强。新生儿脐部清洁、干燥，无分泌物及陈旧血渍	—
	操作时间（5分）	·操作时间3min	—

十、新生儿臀部护理技术

操作流程		技术要点	常见错误
准备	个人准备（4分）	·仪表端庄，着装整洁，洗手，戴口罩	—

续表

操作流程		技术要点	常见错误
准备	物品准备（6分）	·医嘱单、执行单、治疗车、治疗盘、弯盘、无菌棉签、尿布2块（质地柔软、透气性好、吸水性强的棉质尿布或一次性尿布）、治疗巾、浴盆内放温水（38～40℃）、湿巾、2块无菌小毛巾、呋锌膏、爽身粉、红外线烤灯、手消毒剂、笔、医用垃圾桶	—
评估	病情评估（5分）	·携用物至床旁，核对医嘱及新生儿床号、腕带信息，自我介绍 ·评估患儿病情、出生时间、生命体征、精神反应等	未核对；评估病情不全面
	沟通解释（5分）	·向新生儿家属解释实施臀部护理的目的和必要性	解释不到位
	局部评估（5分）	·评估新生儿臀部皮肤情况，观察有无红肿	未评估臀部情况
	环境准备（5分）	·室内光线充足，关闭门窗，最好有空调，室温24～26℃，湿度55%～65%	室内温湿度不适宜
护理	撤脏尿布（10分）	·按“六步洗手法”的正确顺序洗手，戴口罩。去除脏尿布，再次检查臀部皮肤的情况 ·按“六步洗手法”的正确顺序洗手、戴口罩。备齐用物，携用物至床旁，接触新生儿前用快速手消毒剂涂擦并温暖双手。放下床栏，将新生儿置于平卧位，解开新生儿包被，臀部下面铺治疗巾，解开尿布带，露出臀部，注意保暖，以原尿布上端两角洁净处轻拭会阴部及臀部，并以此盖上污湿部分垫臀部下面。如有大便，用温湿巾自上而下轻轻擦净臀部，用一手轻轻提起双足，使臀部略抬高，另一手取下污尿布	暴露过多，保暖不够

续表

操作流程		技术要点	常见错误
护理	清洗臀部（20分）	·先用无菌小毛巾清洗会阴部，分开女婴大阴唇，用温水（38～40℃）自上而下冲洗，男婴将包皮往上推，用无菌棉签去除污垢并洗净推回包皮。最后清洗臀部及肛周皮肤	动作粗暴，清洗顺序乱
	更换尿布（20分）	·清洗后用另一块无菌小毛巾自上而下擦干，将清洁尿布垫于腰下，待干后如臀部皮肤完整可涂少许爽身粉保持干燥（勿涂女婴会阴部、男婴阴囊处）；如臀部皮肤发红时可涂抹少许呋锌膏；如臀部皮肤糜烂时可用红外线烤灯照射2次/日。放下双足，尿布的底边两角折到腹部，两腿间的一角上拉，系好尿布带，结带松紧适宜，不宜遮住脐部。将治疗巾撤掉。再次核对新生儿信息	清洗后臀部皮肤未待干；尿布过紧或过松，不透气；遮盖脐部
护理后	安置患儿（5分）	·操作完后拉平新生儿衣服，盖好被子，注意保暖，整理好床单位。打开污尿布，观察大便的性质（必要时留取标本送检）后放入尿布桶内	未观察大便性质
	整理用物（2分）	·垃圾进行分类处理	垃圾未分类
	洗手记录（3分）	·取手消毒剂，按“六步洗手法”洗手，记录护理时间、臀部情况及大便形状	未洗手；未记录
综合评价	整体素质（5分）	·动作熟练、操作方法正确、爱伤观念强；新生儿臀部清洁，体位舒适	—
	操作时间（5分）	·操作时间3min	—

十一、新生儿游泳技术

操作流程		技术要点	常见错误
准备	个人准备（3 分）	·着装整洁，修剪指甲，禁戴戒指，手表等物，洗手，戴口罩	—
	物品准备（3 分）	·医嘱单、执行单、大毛巾、一次性池套、水温计、打气筒、各型号游泳圈、泳圈消毒液、防水护脐贴、室温计、无菌棉签、护脐消毒液、医用垃圾桶、手消毒剂	—
	环境准备（4 分）	·关闭门窗，光线充足，室温 26 ～ 28℃，水温 38 ～ 41℃	—
评估	沟通解释（5 分）	·核对医嘱及新生儿床号、腕带信息，自我介绍 ·向产妇及家属讲解新生儿游泳的好处及注意事项，取得家属的理解和配合 ·向家属讲解新生儿游泳的目的和意义，交代游泳应在婴儿哺乳 30min 后进行	解释不到位；家属表示担心
	游泳时机（5 分）	·与参加游泳的新生儿父母签订新生儿游泳意向书 ·向参加新生儿游泳的父母讲解游泳的好处及注意事项，吃奶（进食）后 30min 进行游泳，1 ～ 2 次 / 天，10 ～ 15min/ 次（或酌情）	游泳距新生儿进食时间太短
	安全评估（5 分）	·选用型号合适的“新生儿游泳”专用保护圈 ·使用前进行安全检查，如：型号是否匹配（泳圈内口直径稍大于或等于新生儿颈围直径），保险按扣是否安全，双气道充气均匀，是否漏气（将泳圈按置水中检查）等情况。婴儿套好游泳圈检查下颌部是否垫托在预设位置(双下颌角紧贴内圈)，下巴置于其槽内	检查游泳圈不仔细

续表

操作流程		技术要点	常见错误
游泳前	认真准备（10分）	·按使用顺序摆放好用物，调试水温38～41℃；核对医嘱及新生儿床号、腕带信息。在沐浴台上脱去新生儿衣服，检查全身情况	未全身检查新生皮肤情况
游泳中	认真核对（10分）	·根据婴儿大小选择型号合适的游泳圈，系好游泳圈 ·上下保险扣，确保婴儿在游泳期间安全	游泳圈型号与婴儿大小不匹配
	游泳开始（20分）	·两人协作，带好保护圈，做好安全防护；一人抱住新生儿，用一只手托着新生儿头、颈、背部，另一手固定，使新生儿头稍向后仰，另一人掰开泳圈开口处从新生儿颈前部套入游泳圈，认真检查新生儿下颏部是否放在下颏槽内，下颌是否垫托在预设位置（将泳圈的内圈紧贴双下颌部位）。然后扣紧上下保险扣。操作者一手托着新生儿头颈背部，另一手托着新生儿臀部，要逐渐且缓慢入水（让新生儿有一个适应的过程，完全放松）。游泳时间为10min，同时进行水中抚触（游泳操）并与婴儿进行情感和语言交流	游泳时工作人员离开游泳池，脱离对新生儿的监护
	游泳结束（10分）	·做好安全防护，再次核对新生儿床号、腕带信息。游泳完毕用大毛巾包好新生儿，打开游泳圈上下保险扣，缓慢取下游泳圈，轻柔地取下防水贴，用大毛巾擦干新生儿全身	未摘掉护脐贴
游泳后	安置婴儿（5分）	·仔细检查婴儿全身皮肤及脐部情况，用75%乙醇消毒脐部两次，并用一次性护脐带包扎，核对新生儿信息，根据婴儿皮肤情况做好皮肤护理，给婴儿换上干净、清洁的衣服，一次性纸尿裤，将婴儿包好。将新生儿抱回母亲身边，到床边再次核对产妇的床号、姓名和腕带信息	婴儿身体暴露时间长

续表

操作流程		技术要点	常见错误
游泳后	整理用物（5分）	·取出游泳池薄膜，放水，用消毒液抹试泳圈，再用清水冲洗干净，物品归原备用	安全气圈消毒不彻底
	洗手记录（5分）	·取手消毒剂，按“六步洗手法”的正确顺序洗手，记录游泳时间及婴儿皮肤、脐带情况	洗手顺序颠倒
综合评价	整体素质（5分）	·部位正确、手法准确并轻柔	—
	操作时间（5分）	·操作时间15min	—

十二、新生儿沐浴技术

操作要点		技术要点	常见错误
准备	个人准备（3分）	·着装整洁，洗手，戴口罩，禁戴戒指，手表等物，更换洗澡衣	—
	物品准备（3分）	·医嘱单、执行单，治疗盘内放沐浴露、大小毛巾、小浴巾、一次性浴巾2张、弯盘、75%乙醇、无菌棉签，新生儿襁褓一套、衣服、纸尿裤、无菌液体石蜡、笔、婴儿秤、手消毒剂、医用垃圾桶、生活垃圾桶	—
	环境准备（4分）	·室温26～28℃，关闭门窗，光线充足	—
评估	沟通解释（5分）	·携用物至床旁，核对医嘱及新生儿床号、腕带信息，自我介绍。询问哺乳时间，沐浴应在婴儿哺乳后30min进行，向家属讲解新生儿沐浴的目的和意义，以取得配合	未询问哺乳时间
	全身评估（5分）	·操作者轻轻解开包被，检查新生儿四肢活动及全身皮肤情况，重点查看颈下、脐部、腋窝、腹股沟及臀部。与家属一起将新生儿推至沐浴室	皮肤皱褶处评估不全面

续表

操作要点		技术要点	常见错误
沐浴前	认真准备（10分）	·按使用顺序摆放好用物，调试水温39～41℃；检查新生儿手腕识别带及包被牌，在沐浴台（或婴儿车内）上脱去新生儿衣服，按护理常规测量体重，检查全身情况并记录	核对不全面
沐浴中	沐浴开始（30分）	·按从上到下的顺序，依次洗净婴儿全身。用无菌纱布擦眼（由内眦→外眦），更换纱布部位按同法擦另一眼、耳和脸部（额头→鼻翼→面部→下颏），禁用沐浴露；根据情况用无菌棉签清洁鼻孔。流动水淋湿头部，操作者蘸取少许沐浴露给新生儿洗头、颈、耳后，然后用清水冲净，擦干头发。流动水淋湿新生儿全身，蘸取少许沐浴露，边洗边冲净，依次为颈下、前胸、腋下、腹部、双手、双臂、后颈、背腰、双下肢、双脚、会阴及臀部，然后将新生儿抱起放于大毛巾中，迅速包裹擦干	水流冲洗婴儿脐部及面部
	沐浴结束（15分）	·检查全身各部位，根据新生儿情况进行必要的脐部、臀部及皮肤护理，用植物油棉球擦拭颈下、腋窝、腹股沟处的胎脂，必要时清洁女婴大阴唇及男婴包皮处污垢。再次核对新生儿腕带，穿好衣服和纸尿裤	未清洁女婴大阴唇及男婴包皮处
沐浴后	安置婴儿（5分）	·与家属一起将婴儿送回病房，与产妇交接和再次核对新生儿信息。向产妇交代婴儿注意事项	注意事项告知不全面
	整理用物（5分）	·严格执行一人一巾一盆，一用一消毒，不得交叉混用 ·将用过的毛巾清洗消毒备用，一次性垫巾及消毒物品放入医用垃圾桶内。沐浴池消毒保持干燥	环境及沐浴池消毒不彻底

续表

操作要点		技术要点	常见错误
沐浴后	洗手记录（5分）	·取手消毒剂，按“六步洗手法”的正确顺序洗手；记录婴儿体重、脐带及黄疸情况	洗手顺序颠倒
综合评价	整体素质（5分）	·操作熟练，动作轻柔，对婴儿呵护备至，爱伤观念强	—
	操作时间（5分）	·操作时间5min	—

十三、新生儿抚触技术

操作流程		技术要点	常见错误
准备	个人准备（3分）	·着装整洁，洗手，戴口罩，禁戴戒指、手表等	—
	物品准备（3分）	·医嘱单、执行单，治疗盘内放：大毛巾、抚触油、无菌棉签、纱布，弯盘、音乐盒、脐部/臀部和皮肤护理的用物、手消毒剂、医用垃圾桶	—
	环境准备（4分）	·室温26～28℃，关闭门窗，光线充足，确保按摩时不受打扰，可伴放柔和的音乐帮助彼此放松	—
评估	沟通解释（5分）	·核对医嘱及新生儿床号、腕带信息，自我介绍。询问哺乳时间，抚触最好在婴儿沐浴后或给他穿衣服时进行。且在婴儿哺乳30min后进行，向家属讲解婴儿抚触的目的和意义，教会家属及产妇与婴儿沟通和交流的方式和方法	未询问哺乳时间
	全身评估（5分）	·操作者轻轻解开包被，评估新生儿全身、四肢活动以及皮肤完整情况，有无感染。着重查看其颈下、脐部、腋窝、腹股沟及臀部	未评估皮肤皱褶处

续表

操作流程		技术要点	常见错误
抚触前	认真准备（10分）	·按使用顺序摆放好用物，保持室温26～28℃；检查新生儿腕带，核对床号、姓名、性别、分娩时间、分娩方式。洗手，打开音乐盒播放轻柔的音乐	音乐音量过大或过小
抚触	按摩头部（6分）	·操作者洗手，温暖双手，双手涂抹少许抚触油，轻轻按摩，避开婴儿囟门，用两手拇指从前额中央向两侧滑动；用两手拇指从下颌中央向外侧、向上滑动（似微笑状）；两手掌面从前额发际向上后滑动至后下发际，停止于两耳后乳突处轻轻按压	双手用力不均，易碰及囟门处
	按摩胸部（6分）	·双手交叉，依次按摩。两手分别从胸部的外下侧向对侧的外上侧滑动（似“X”形）	手法欠轻柔
	按摩腹部（8分）	·在腹部按婴儿肠行走向按摩，右手指腹自右上腹滑向右下腹（似“I”形），右手指腹自右上腹经左上腹滑向左下腹（似“L”形）；右手指腹自右下腹经右上腹、左上腹滑向左下腹（似“U”形）	手法欠规范
	按摩四肢（6分）	·从肢体的近端到远端，分别按摩肌群及关节。双手抓住上肢近端，边挤边滑向远端，并搓揉大肌肉群及关节；下肢与上肢相同	未按摩关节
	手足按摩（6分）	·拇指指腹按摩手足各关节，两手拇指指腹从手掌面跟侧依次推向指侧，并提捏各手指关节。足与手相同	打开弯曲指趾时手法欠轻柔
	背部按摩（8分）	·轻轻将婴儿呈俯卧位，将其头偏向一侧，两手掌平放背部，分别于脊柱两侧由中央向两侧滑动，而后双手掌分别沿脊柱方向由上而下按摩背部皮肤，婴儿呈俯卧位，两手掌分别于脊柱两侧由中央向两侧滑动	婴儿俯卧时间较长

续表

操作流程		技术要点	常见错误
抚触后	安置婴儿（10分）	·仔细检查婴儿全身皮肤及脐部情况，用75%乙醇消毒液消毒脐部，让婴儿脱离沾有抚触油的环境，再次核对包被牌和婴儿腕带，换上干燥的尿布及上衣，将婴儿包好，与产妇及家属再次核对新生儿信息并交代注意事项	让婴儿在沾有抚触油的环境中换衣服及尿布
	整理用物（5分）	·将换下的脐带包及无菌棉签放入医用垃圾桶内，抚触时用的毛巾及垫布清洗后消毒备用	无菌棉签处理不及时，混入婴儿包被内，伤及婴儿皮肤
	洗手记录（5分）	·取手消毒剂，按“六步洗手法”的正确顺序洗手，记录抚触时间、过程及婴儿皮肤情况	洗手顺序颠倒
综合评价	整体素质（5分）	·部位正确、手法准确并轻柔	—
	操作时间（5分）	·操作时间15min	—

第四节 儿科技能操作

一、新生儿心肺复苏术

操作流程		技术要点	常见错误
准备	个人准备（4分）	·仪表端庄，着装整洁，洗手，戴口罩	口罩佩戴有缝隙
	物品准备（6分）	·远红外线辐射台、心电监护仪、T-组合复苏器、负压吸引装置、吸氧装置、吸球或一次性吸痰管（6F、8F）、新生儿复苏气囊、听诊器、气管插管（2.5#、3.0#、3.5#、4.0#）、	用物准备不齐全

续表

操作流程		技术要点	常见错误
准备	物品准备（6分）	喉镜、3M胶带、胎粪吸引管、无菌手套、胃管（6F、8F）、灭菌注射用水（生理盐水）、1mL注射器、5mL注射器、10mL注射器、1/10000盐酸肾上腺素、10%葡萄糖注射液、无菌生理盐水、5%碳酸氢钠注射液、纳洛酮、湿热毛巾、预热的毛巾、帽子、纱布、一次性治疗巾、垫枕、无菌棉签、手表、塑料薄膜或保鲜膜、弯盘、抢救记录单、笔、锐器盒、医用垃圾桶等	用物准备不齐全
评估	病情评估（5分）	·出生后立即快速评估4项指标：①足月吗？②羊水清吗？（有羊水污染时，评估活力）③有呼吸或哭声吗？④肌张力好吗？如以上任何1项为“否”，则进行初步复苏	评估不全面
	环境评估（5分）	·环境安全、温湿度适宜。早产儿台温34℃，足月儿台温32℃；早产儿室温28℃，足月儿室温26℃	忽略环境温湿度
	寻求帮助（5分）	·呼救，记录时间	未查看抢救时间
初步复苏	保持体温（3分）	·将新生儿置于预热的开放式辐射台上（设置腹壁温度为36.5℃）或用预热好的干毛巾将新生儿裹住 ·胎龄＜32周的早产儿出生后头戴帽子，并用聚乙烯塑料袋（膜）包裹颈部以下防止热量丢失（不用擦干全身）	腹温探头安反；早产儿未佩戴帽子

续表

操作流程		技术要点	常见错误
初步复苏	摆正体位（3分）	·鼻吸气位：肩部以垫枕垫高2～3cm，使颈部轻微仰伸，咽后壁、喉、气管呈直线，外耳道与肩上部在同一水平	过度仰伸
	清理气道（5分）	·使用吸球或吸痰管立即吸净口、咽、鼻腔黏液，应先吸口腔再吸鼻腔，吸引时间不应超过10s，吸引器负压不超过100mmHg	吸引顺序错误；吸引压力、时间把控能力欠佳
	擦干全身（2分）	·快速擦干全身，拿走湿毛巾（胎龄＜32周的早产儿生后给予塑料袋或保鲜膜包裹，无需擦干）	湿毛巾未及时撤走
	刺激呼吸（2分）	·经上述处理后婴儿仍无呼吸，可拍打足底1～2次，或沿长轴快速摩擦腰背皮肤刺激呼吸	拍打力度不够
评估	有效评估（5分）	·30s内完成初步复苏步骤并评估，如评估心率、呼吸、皮肤颜色（氧饱和度） ·上述刺激后如出现自主呼吸，心率>100次/min，评估肤色红润或仅手足青紫可予观察或吸氧 ·上述刺激后如出现呼吸暂停、喘息样呼吸或心率<100次/min，应立即进行正压通气	评估无效
正压通气	正压通气（10分）	·注意E-C手法，频率、压力和氧浓度 ·放置面罩时先覆盖下颌再覆盖口鼻，使面罩密闭遮盖下巴尖端、口鼻，但不遮盖眼睛 ·通气频率40～60次/min，吸呼比1∶1.5～1∶2 ·压力20～25cmH_2O，少数病情严重可达30～40cmH_2O ·足月儿建议空气复苏；早产儿建议开始21%～30%	复苏气囊遮盖不严；加压压力过大；氧浓度选择不正确

续表

操作流程		技术要点	常见错误
正压通气	矫正通气（5分）	·正压通气5～10次后心率、皮肤颜色（脉搏氧）无改善，胸廓起伏不理想，按“MRSOPA”逐步矫正通气。步骤：检查面罩复苏气囊是否密封及正常、重新放置面罩、重新摆正头部位置；检查并吸引口咽分泌物、微张口并将下颌向前抬；增加压力直到有觉察到胸廓运动，再次正压通气30s ·持续正压通气＞2min，常规插入胃管，抽出胃内气体	“MRSOPA”步骤有遗漏；遗漏胃管置入
	有效评估（5分）	·评估如出现自主呼吸，心率>100次/min，评估肤色红润或仅手足青紫可予观察或吸氧 ·如心率<60次/min或心率在60～80次/min不再增加，应同时进行胸外心脏按压。必要时给予气管插管	评估无效
胸外按压	按压部位（4分）	·胸骨体下1/3处。定位：两乳头连线与剑突之间（避开剑突）	按压部位不正确
	按压方法（7分）	·双拇指法：操作者双拇指并排或重叠于新生儿胸骨体1/3处，其他手指绕胸廓托在后背 ·中食指法：操作者一手的中食指按压胸骨体下1/3处，另一手支撑新生儿背部	按压方法不正确
	按压要点（8分）	·按压频率为90次/min，按压与通气比为3∶1，每分钟做120个动作，4个动作1个周期，耗时2s ·按压深度2～3cm或胸廓前后径的1/3，按压放松过程中，手指不离开胸壁 ·有效的按压能摸到脐动脉（脐根部）、股动脉等搏动	按压频率过快或过慢；深度掌握不佳

续表

操作流程		技术要点	常见错误
胸外按压	效果评价（6分）	·正确评估，进行相应的处理 ·45～60s后评估心率，如100次/min＞心率＞60次/min，停止按压，继续正压通气，40～60次/min；心率＞100次/min且稳定，减少正压通气压力和频率，观察是否建立有效的自主呼吸，如心率持续＞100次/min，保持有效自主呼吸可停止正压通气，如心率<60次/min，继续按压及正压通气，建立静脉通路，应用肾上腺素（1∶10000溶液按0.1～0.3mL/kg给药，需要时每3～5min重复一次），并应用扩容剂、碳酸氢钠、纳洛酮等药物，必要时给予气管插管，应用呼吸机辅助呼吸 ·持续监测体温、呼吸、心率、血压、尿量、肤色和窒息所致的神经系统症状；注意酸碱平衡、电解质紊乱、大小便异常、感染和喂养的情况，并做好相关的记录	评估无效
综合评价	整体素质（5分）	·动作迅速、在要求时间内完成，抢救手法准确、有效，操作流程正确熟练；无菌观念掌握好	—
	操作时间（5分）	·每个步骤30s，考核时间5min	—

二、新生儿经气管插管吸痰术

操作流程		技术要点	常见错误
准备	个人准备（4分）	·仪表端庄，着装整洁，洗手，戴口罩	口罩佩戴有缝隙

续表

操作流程		技术要点	常见错误
准备	物品准备（6分）	·吸引装置、吸氧装置、新生儿复苏气囊、治疗盘、一次性治疗巾、治疗碗、无菌纱布2块、一次性吸痰管3根、灭菌注射用水（生理盐水）、压舌板、开口器、听诊器、快速手消毒剂、弯盘、医用垃圾桶、启子、笔	用物准备不齐全
评估	患儿评估（5分）	·携用物至床旁，核对医嘱，查对执行单、床头卡与腕带信息，与家属沟通解释取得配合 ·评估气管插管位置及插入长度，固定是否牢固，用手电筒检查口、鼻腔，了解患儿有无口腔溃疡、出血，了解患儿进奶时间	未检查口鼻腔情况，未评估进奶时间
	病情评估（5分）	·观察患儿心电监护各项参数（呼吸、心率、血氧饱和度）；呼吸机各项参数数值，有无人机对抗；听诊双肺呼吸音判断有无吸痰指征	未观察生命体征；听诊部位不正确；听诊时间短
	设备评估（5分）	·检查吸引器、吸氧装置、复苏气囊性能，各管道连接是否良好，调节吸痰压力：新生儿应小于13.3kPa（100mmHg）	吸引压力过大或过小
吸痰前	翻身拍背（5分）	·助手协助患儿侧卧位，妥善固定气管插管，防止脱出。操作者手呈杯状自下而上轻叩患儿背部。必要时可借助面罩叩背	叩背手法不正确，叩背力度不合适
	调氧浓度（5分）	·调节呼吸机纯氧键吸入1～2min或用复苏气囊加压给氧呼吸10～15次，使血氧饱和度≥95%	未给予纯氧吸入
	取吸痰管（10分）	·将治疗巾铺在患儿下颌，生理盐水倒入治疗碗内备用 ·吸痰管选择：吸痰管的外径不超过气管插管内径的1/2	未铺治疗巾；取吸痰管违反无菌操作原则；未试通畅

续表

操作流程		技术要点	常见错误
吸痰前	取吸痰管（10 分）	·检查吸痰管包装是否严密、有效期、型号。戴无菌手套，右手取出吸痰管并盘绕在手中，根部与负压管道连接试吸生理盐水，检查是否通畅及压力大小。测量吸痰管插入长度：为气管插管长度＋ 0.5 ～ 1cm	未铺治疗巾；取吸痰管违反无菌操作原则；未试通畅
吸痰	彻底吸痰（20 分）	·助手配合分离呼吸机与气管插管连接处，将呼吸机管道置于治疗巾上，方向不朝向患儿 ·操作者阻断负压，将吸痰管快速并轻轻插入至测量长度或患儿有咳嗽反射时，松开负压，将吸痰管螺旋式上提。每次吸痰时间小于 15s，每次吸引后用生理盐水冲净管道。吸痰过程中密切观察病情变化及痰液的性状、量、颜色	吸痰管污染；吸痰手法不正确，带负压插入气道；插入过深或过浅；吸痰不彻底；未观察生命体征；吸痰时间过长
吸痰后	吸后处理 (10 分)	·吸痰后立即连接呼吸机管道，并给予纯氧 2min 或用复苏气囊加压给氧呼吸 10 ～ 15 次，冲洗吸痰管和负压管道后，分离吸痰管，反脱手套，包裹吸痰管一并丢弃于医用垃圾袋内，同法吸净口鼻腔内分泌物，关闭负压，用纱布清理面部。如痰液过多未吸净时休息 3 ～ 5min 再吸，反复吸痰不超过 3 次	未冲洗；吸氧不及时
	效果评价（5 分）	·听诊双肺呼吸音，观察生命体征及血氧饱和度及呼吸机压力的变化。分类正确处理用物，酒精棉片擦拭听诊器，洗手记录痰液的性状、量、颜色等 ·有效指征：痰鸣音减少，血氧饱和度上升，生命体征平稳，呼吸改善，气道压力下降，将氧流量调回原来水平	未关注呼吸机压力变化；未消毒听诊器

续表

操作流程		技术要点	常见错误
吸痰后	安置患儿（5分）	·查对执行单、床头卡与腕带；整理呼吸机管路和患儿体位使其舒适，整理病床单位	呼吸机管路与患儿体位不协调
	洗手记录（5分）	·取手消毒剂，按“六步洗手法”的正确顺序洗手；详细记录痰液颜色、性质、量及生命体征变化	洗手顺序颠倒
综合评价	整体素质（5分）	·操作熟练，动作轻巧，方法正确；沟通有效；遵守无菌操作原则；吸痰管型号和吸痰压力合适，吸痰有效	—
	操作时间（5分）	·操作时间10min	—

三、早产儿暖箱的应用

操作流程		技术要点	常见错误
准备	个人准备（4分）	·仪表端庄，着装整洁，洗手，戴口罩	口罩佩戴有缝隙
	物品准备（6分）	·体温表、婴儿秤、暖箱、灭菌注射用水3瓶、一次性治疗巾、纸尿裤、执行单、手消毒剂、医用垃圾桶、生活垃圾桶、笔	用物准备不齐全
评估	患儿评估（5分）	·携用物至床旁，核对医嘱，查对执行单、床头卡与腕带，与家属沟通解释取得配合 ·监测患儿体温，评估患儿反应、呼吸、营养状况、皮肤颜色及完整性、肌张力等 ·根据病例并询问家属了解患儿孕周、体重、日龄、有无并发症等	患儿评估不全面；未监测体温；评估内容与病例不符
	环境评估（5分）	·保持适宜的环境温度（26～28℃），保持安静	未评估环境

续表

<table>
<tr><th colspan="2">操作流程</th><th>技术要点</th><th>常见错误</th></tr>
<tr><td>评估</td><td>设备评估（5 分）</td><td>·检查暖箱消毒日期是否在有效期内
·连接电源，检查暖箱是否正常运行。暖箱应避免阳光直射，冬季避开热源及冷空气对流处</td><td>未检查暖箱消毒日期</td></tr>
<tr><td rowspan="2">入箱前</td><td>水槽加水（5 分）</td><td>·从暖箱水槽注水口加入灭菌注射用水，注水量为最低水位线与最高水位线之间 2/3 处，不可低于最低水位线和高于最高水位线</td><td>水槽内水位过低或过高</td></tr>
<tr><td>暖箱预热（5 分）</td><td>·暖箱内铺一次性治疗巾，提供“鸟巢”式体位支持，关闭旋转窗、锁闭脚刹，根据体重和日龄将暖箱调至所需的温度预热（见下表）。湿度一般为 60% ～ 80%。
<table>
<tr><th rowspan="2">体重</th><th colspan="4">温度</th></tr>
<tr><th>35℃</th><th>34℃</th><th>33℃</th><th>32℃</th></tr>
<tr><td>1000g</td><td>10 天内</td><td>10 天后</td><td>3 周后</td><td>5 周后</td></tr>
<tr><td>1500g</td><td>—</td><td>10 天内</td><td>10 天后</td><td>4 周后</td></tr>
<tr><td>2000g</td><td>—</td><td>2 天内</td><td>2 天后</td><td>3 周后</td></tr>
<tr><td>2500g</td><td>—</td><td>—</td><td>2 天内</td><td>2 天后</td></tr>
</table>
·如果使用暖箱肤控模式时，将温度探头紧贴患儿腹部皮肤，一般设置探头肤温在 36 ～ 36.5℃</td><td>暖箱温度设置不正确，湿度不合理</td></tr>
<tr><td>入箱</td><td>患儿入箱（20 分）</td><td>·暖箱温度升至预定温度后，再次核对床头卡、腕带，无误后将床头卡放置在暖箱上
·在暖箱内撤去患儿包被和衣物，使患儿穿单衣或仅穿婴儿纸尿裤。入箱后根据病情抬高床头，随时观察暖箱温湿度与设定是否相符
·密切观察患儿的面色、呼吸、心率、体温的变化，随着体温的变化调节暖箱温度。体温不正常时应每 1 ～ 2h 监测体温一次，体温正常后每 4h 监测一次，保持患儿体温在 36 ～ 37℃</td><td>未按要求监测患儿体温变化；人文关怀意识欠佳</td></tr>
</table>

续表

操作流程		技术要点	常见错误
入箱	箱内护理（10分）	·各项治疗、护理尽量在暖箱内集中进行，以免暖箱内温度波动。如需将患儿抱出暖箱做治疗护理时，应注意保暖。每日更换水槽中灭菌注射用水；每日使用高压消毒的专用毛巾擦拭暖箱，暖箱内面使用灭菌注射用水擦拭，暖箱外面用500mg/L含氯消毒剂擦拭；每周更换、消毒暖箱1次；机箱下面空气净化垫每2月清洗更换1次；患儿停用暖箱后应进行终末消毒，定期进行细菌监测 ·每两天测体重一次 ·对于出生体重低于1000g的早产儿，箱内一切用物（布类）均需经过高压消毒	未按要求更换水槽中的灭菌注射用水；未按要求清洁消毒暖箱；未按要求清洗空气净化垫
出箱	安置婴儿（5分）	·患儿病情稳定，体温正常，符合出箱条件者，遵医嘱停用暖箱。核对床头卡、腕带 ·在暖箱内协助患儿穿戴整洁后抱出暖箱置于婴儿车，再次核对无误后将床头卡放置在婴儿车上，对家属做好保暖宣教 ·出箱条件： ①患儿体重达2000g或以上，体温正常 ②在室温24～26℃的情况下，患儿穿衣在不加热的暖箱中，能维持正常体温 ③患儿在暖箱内生活一个月以上，体重虽不到2000g，但一般情况良好	出箱条件掌握欠佳；床头卡遗漏在暖箱上
	停用暖箱（5分）	·切断电源后，放掉水槽中的水。用500mg/L含氯消毒液消毒暖箱，登记暖箱消毒时间，表面放置遮盖物备用	水槽中灭菌注射用水未倾倒

续表

操作流程		技术要点	常见错误
出箱	洗手记录（5分）	·取手消毒剂，按“六步洗手法”的正确顺序洗手；记录出箱时间及患儿病情	洗手顺序颠倒
综合评价	整体素质（5分）	·操作熟练，动作轻柔，对婴儿呵护备至，爱伤观念强	—
	操作时间（5分）	·操作时间10min	—

四、新生儿蓝光照射

操作流程		技术要点	常见错误
准备	个人准备（4分）	·仪表端庄，着装整洁，洗手，戴口罩	口罩佩戴有缝隙
	物品准备（6分）	·消毒好的暖箱（自带LED蓝光箱）、灭菌注射用水3瓶、新生儿光疗眼罩、遮盖会阴的黑布或光疗纸尿裤、一次性治疗巾、体温表、蓝光箱外罩、纸尿裤、光疗防护眼镜、弯盘、执行单、手消毒剂、医用垃圾桶、生活垃圾桶	用物准备不齐全
评估	患儿评估（5分）	·携用物至床旁，核对医嘱，查对执行单、床头卡与腕带，与家属沟通解释取得配合 ·监测患儿体温、经皮胆红素值，评估患儿反应、皮肤完整性及有无油剂和粉剂、营养状况、肌张力、大小便情况等 ·根据病例并询问家属了解母子血型、日龄、生命体征、有无并发症等	患儿评估不全面；未评估血型
	环境评估（5分）	·保持适宜的环境温度（26～28℃），保持安静	未评估环境

续表

<table>
<tr><th colspan="2">操作流程</th><th>技术要点</th><th>常见错误</th></tr>
<tr><td>评估</td><td>设备评估（5分）</td><td>·检查暖箱消毒日期是否在有效期内，连接暖箱和蓝光箱电源
·检查暖箱和蓝光箱是否正常运行。暖箱应避免阳光直射，冬季避开热源及冷空气对流处
·检查蓝光灯已使用时间及灯罩有无灰尘</td><td>未检查暖箱有效期；未检查蓝光箱性能、累计使用时间及灯罩有无灰尘</td></tr>
<tr><td rowspan="2">光疗前</td><td>水槽加水（5分）</td><td>·从暖箱水槽注水口加入灭菌注射用水，注水量为最低水位线与最高水位线之间2/3处，不可低于最低水位线和高于最高水位线</td><td>水槽内灭菌水的水位过低或过高</td></tr>
<tr><td>暖箱预热（5分）</td><td>·暖箱内铺一次性治疗巾，关闭旋转窗、锁闭脚刹，光疗时暖箱温度设置比适中温度低0.5～1℃。相对湿度55%～65%。根据体重和日龄调节暖箱温度（见下表）
<table>
<tr><th rowspan="2">体重</th><th colspan="4">温度</th></tr>
<tr><th>35℃</th><th>34℃</th><th>33℃</th><th>32℃</th></tr>
<tr><td>1000g</td><td>10天内</td><td>10天后</td><td>3周后</td><td>5周后</td></tr>
<tr><td>1500g</td><td>—</td><td>10天内</td><td>10天后</td><td>4周后</td></tr>
<tr><td>2000g</td><td>—</td><td>2天内</td><td>2天后</td><td>3周后</td></tr>
<tr><td>2500g</td><td>—</td><td>—</td><td>2天内</td><td>2天后</td></tr>
</table></td><td>暖箱温度设置不正确，湿度不合理</td></tr>
<tr><td>光疗</td><td>患儿入箱（20分）</td><td>·暖箱温度升至预定温度后，再次核对床头卡、腕带，无误后将床头卡放置在暖箱上
·协助患儿佩戴光疗眼罩，更换光疗纸尿裤，在暖箱内撤去患儿包被和衣物，使其尽量多的暴露皮肤
·蓝光箱外罩罩住暖箱后打开光疗开关，记录开始照射时间
·陪护人员可佩戴光疗防护眼镜
·根据病情抬高床头</td><td>光疗眼罩未充分遮盖眼睛；纸尿裤未反折；病情观察不全面</td></tr>
</table>

续表

操作流程		技术要点	常见错误
光疗	箱内护理（10分）	·各项治疗、护理尽量在暖箱内集中进行，以免中断光疗 ·光疗期间加强巡视，观察患儿眼罩、光疗纸尿裤有无脱落，注意皮肤有无破损；注意患儿在光疗箱中的位置，及时纠正不良体位 ·密切观察患儿的反应、呼吸、心率、进奶、肌张力、黄疸进展程度、大小便等，每4h监测体温，随着体温的变化调节暖箱温度 ·每日清洁擦拭蓝光灯罩，每日更换水槽中灭菌注射用水；每日使用经高压消毒的专用毛巾擦拭暖箱，暖箱内面使用灭菌注射用水擦拭，暖箱外面用500mg/L含氯消毒剂擦拭；每周更换、消毒暖箱1次；机箱下面空气净化垫每2月更换清洗1次；患儿停止光疗后应将暖箱进行终末消毒	未按要求更换水槽中的灭菌注射用水；未按要求清洁消毒暖箱；未按要求清洗空气净化垫
光疗后	安置婴儿（5分）	·光疗时间结束，出暖箱。核对床头卡、腕带 ·在暖箱内摘掉眼罩、更换纸尿裤，协助患儿穿戴整洁后抱出暖箱置于婴儿车，再次核对无误后将床头卡放置在婴儿车上，向家属做好健康宣教	床头卡遗漏在暖箱上
	停用暖箱（5分）	·切断电源后，放掉水槽中的水。用500mg/L含氯消毒液擦拭暖箱及光疗灯箱，登记暖箱消毒时间及光疗灯累计使用时间。表面置遮盖物备用	水槽中灭菌注射用水未倾倒；未登记光疗灯使用时间
	洗手记录（5分）	·取手消毒剂，按“六步洗手法”的正确顺序洗手；记录光疗开始和结束时间及患儿病情	洗手顺序颠倒
综合评价	整体素质（5分）	·操作熟练，动作轻柔，对婴儿呵护备至，爱伤观念强	—
	操作时间（5分）	·操作时间10min	—

五、小儿头围测量技术

操作流程		技术要点	常见错误
准备	个人准备（4分）	·仪表端庄，着装整洁，洗手，戴口罩	口罩佩戴有缝隙
	物品准备（6分）	·治疗盘内放软尺、病历、手消毒剂、笔、头围测量记录单	用物准备不齐全
评估	病情评估（5分）	·根据患儿病情评估前囟、营养发育及合作程度	评估患儿不全面
	环境评估（5分）	·温湿度适宜，适合操作	未评估环境
	沟通解释（5分）	·头围是评估小儿脑和颅骨发育的重要指标，为保证测量数据准确，请家长与患儿配合	未说明测量目的；合作不融洽
测量前	清洁双手（5分）	·按“六步洗手法”的正确顺序洗手	未洗手
	准备患者（5分）	·协助患儿取平卧位或坐位，必要时去除帽子	患儿体位不合适
测量中	精准测量（40分）	·用左手拇指将软尺零点固定在左侧眉弓的上方，然后右手将软尺紧贴皮肤经枕后结节绕头围一圈回至零点，读取的数值即是头围。刻度应精确到0.1cm ·正常值：出生时头围32～34cm，3个月38～40cm，1岁约46cm，2岁约48cm，3～15岁54～55cm	软尺未紧贴头部皮肤；测量时未经过眉弓和枕后结节；手法粗暴
测量后	整理用物（5分）	·协助患儿舒适体位，整理用物，消毒量尺	量尺未消毒
	沟通解释（5分）	·根据测量结果向家属做健康指导	指导内容与测量结果不相符
	洗手记录（5分）	·取手消毒剂，按“六步洗手法”的正确顺序洗手；记录头围结果	洗手顺序颠倒

续表

操作流程		技术要点	常见错误
综合评价	整体素质（5分）	·操作熟练，动作轻柔，对婴儿呵护备至，爱伤观念强	—
	操作时间（5分）	·操作时间 3min	—

第五节 急诊科技能操作

一、心肺复苏基本生命支持技术

操作流程		技术要点	常见错误
准备	个人准备（4分）	·仪表端庄，着装整洁，洗手，戴口罩	—
	物品准备（6分）	·模拟人一个、硬板一块、纱布、治疗盘、治疗碗、弯盘、血压计、手电筒、手表、抢救记录单、笔，手消毒剂	用物准备不全
评估患者	评估周围环境安全，判断意识（5分）	·呼叫患者，轻拍患者双肩部，确认患者无意识	拍打患者的脸部和颈部；动作及语言表达缓慢
	启动急救反应程序（5分）	·立即呼叫，记录时间	呼救时面对患者忘记记录时间
	检查呼吸和判断颈动脉搏动（10分）	·操作者食指和中指指尖触及患者气管正中部（相当于喉结的部位），向同侧下方滑动 2～3cm，至胸锁乳突肌前缘凹陷 ·同时观察胸廓有无起伏，时间 5～10s	触摸颈动脉位置不正确；未同时观察胸廓有无起伏

续表

操作流程		技术要点	常见错误
胸外按压	正确摆位（4分）	·患者仰卧硬板床上或平整地面，头颈、躯干无扭曲，两臂放于身体两侧	未口述硬板床或地面
	暴露胸部（4分）	·解开衣领、腰带，暴露胸部	胸部暴露不充分
	定位方法（4分）	·按压者在患者一侧，一只手的掌根部放在胸骨两乳头连线处，另外一只手叠加在其上，两手手指交叉紧紧相扣，手指尽量向上，避免触及胸壁及肋骨。按压部位：成人按压部位在胸部正中，胸骨中下1/3交界处（男性患者为两乳头连线的中点）	按压定位不正确
	按压方法（10分）	·一手掌根部置于按压位置，另一手掌根部叠放其上，双手指紧扣进行按压；使身体稍前倾，使肩、肘、腕位于同一轴线上，与患者身体平面垂直，双肘关节伸直，利用上身重量垂直下压	按压时不能以髋关节为支点；肩、肘、腕不能与地面垂直
	按压要点（7分）	·实施有节律的胸外心脏按压30次，按压深度5～6cm，按压时间：放松时间为1∶1，按压频率100～120次/min	按压频率太快；深度掌握不佳
畅通气道	清除异物（4分）	·检查并取下假牙，清除口、鼻腔内分泌物（头偏向操作者）	清理呼吸道分泌物未头偏向一侧
	开放气道（6分）	·急救者一手的小鱼际置于患者前额，向后下方施力，使头呈后仰位，另一手食指和中指置于下颌骨向上抬颏/颌，使下颌角、耳垂连线与地面垂直，打开气道	开放气道手法不正确；畅通气道不到位
	人工呼吸（7分）	·将单层纱布覆盖患者口部，用按压前额手的食指和拇指捏住患者鼻翼，双唇紧贴包绕患者口部，用力吹气，吹气时间为1s，使胸廓隆起，吹毕立即离开口部，松开鼻孔，转头观察患者胸廓下降后，再重复吹气一口	吹气时未包严口唇；未观察胸廓起伏，两次吹气之间未松开鼻孔

续表

操作流程		技术要点	常见错误
畅通气道	按压/通气比（4分）	·心脏按压30次，吹气2次，反复进行。在10s内继续进行胸外按压	按压次数不准确
效果评价	判断效果（5分）	·操作5个循环后再次判断颈动脉搏动和呼吸，判断时间5～10s，如抢救成功，记录时间，评估瞳孔大小，面色、口唇、甲床颜色，测量上肢血压，判断意识，进行进一步生命支持，如未恢复，继续上述操作5个循环后再次判断，直至高级生命支持人员及仪器设备的到达	未记录时间；抢救成功后评估内容不全；未口述未恢复的处理
	洗手记录（5分）	·取手消毒剂，按“六步洗手法”洗手，记录签字	洗手顺序颠倒；未记录时间
综合评价	整体素质（5分）	·动作迅速、准确、有效，爱伤观念强	爱伤观念不强
	操作时间（5分）	·操作时间5min	—

二、非同步心脏电复律术

操作流程		技术要点	常见错误
准备	个人准备（5分）	·仪表端庄，着装整洁，洗手，戴口罩	—
	物品准备（5分）	·除颤器、模拟人、导电糊、电极片、酒精纱布、干纱布、治疗碗、弯盘、笔、手表、手消毒剂，必要时备抢救车，物品摆放有序	用物准备不全
评估	病情评估（7分）	·判断意识：呼叫患者，轻拍患者双肩部，确认患者无意识 ·检查呼吸和判断颈动脉搏动，若无颈动脉搏动，立即将患者去枕平卧于硬板床上，充分暴露按压及除颤部位。（口述）助手立即行胸外心脏按压	未检查呼吸和判断颈动脉搏动；未口述助手立即行胸外心脏按压，呼喊声音不急迫

续表

操作流程		技术要点	常见错误
评估	仪器评估（5分）	·迅速连接电源线，检查导线接插连接是否紧密，电量是否充足，电极板是否清洁光滑；操作按钮旋至“监护”位	电极板取出方法不正确；未检查导线接插连接是否紧密
除颤前	心电监护（5分）	·检查并除去患者身上所有金属及导电物品，松开衣扣，充分暴露患者胸部，选择正确监护部位（避开除颤及按压部位），乙醇纱布脱脂，干纱布擦干。将电极贴与患者连接。打开除颤仪，调至监护位置，选择Ⅱ导，调节报警上下限	未脱脂，电极贴位置放置不正确；调节监护Ⅱ导不熟练；未去除金属及导电物质；松解上衣小动作多；除颤部位暴露不充分
	监测心律（2分）	·助手暂停胸外心脏按压，观察心电图状态以及是否有室颤波。患者出现室颤，需紧急除颤（若为细颤，遵医嘱给予盐酸肾上腺素1mg静脉注射，使之转为粗颤，再行除颤）	未观察心电示波即报室颤
	准备皮肤（3分）	·用酒精纱布将电击部位（右锁骨中线第2、3肋间，即心底部：左腋前线第5肋间，即心尖部）皮肤进行脱脂，范围同电极板大小。用纱布擦干，保证皮肤干燥	脱脂范围小于电极板；脱脂不均匀
	时间要求（3分）	·发现室颤至皮肤准备完毕时间不超过30s，每超3s扣1分	超时
除颤	选择能量（5分）	·选择按钮置于“非同步”，能量选择正确（首次双向波200J或单向波360J）	未选择除颤模式
	涂导电糊（5分）	·在一侧电极板上环形涂抹导电糊，左右电极板相对，向一侧滑开，操作使导电糊均匀分布	导电糊涂抹不均匀
	正确充电（4分）	·按下充电按钮，充电完毕，请旁人离开	未请旁人离开

续表

操作流程		技术要点	常见错误
除颤	放电除颤（10 分）	·正确安放电极板，两电极板充分接触皮肤并稍加压，压力约 5kg，两个电极板之间距离不少于 10cm，再次评估心电示波，确认患者室颤。操作者身体离开床沿，再次确认旁人离开，两拇指同时按电极板手柄上的按钮，迅速放电，注意电极板不要立即离开胸壁，稍停留片刻后移开电极板，旋钮回至“监护”位	电极板安放位置不正确；安放时移动；未压紧皮肤；未再次述“请旁人离开”；旋钮未回位至“监护”位
	监测心律（5 分）	·除颤后继续胸外按压 5 个循环后，观察心电示波，报告“除颤成功，恢复窦性心律”。如未成功继续胸外按压，出现室颤时遵医嘱再次除颤	未及时观察心电示波
	关机顺序（5 分）	·擦除患者胸部导电糊，整理好患者的上衣；急救者观察心电示波，3s 后述患者病情稳定，生命体征平稳，遵医嘱停止心电监护；撤除监护导联线，关机	未观察患者病情
	时间要求（6 分）	从启用手控除颤电极板至第一次除颤完毕，全过程不超过 20s	每超 3s 扣 1 分
除颤后	安置患者（5 分）	去除患者身上的电极贴，双手同时携纱布将患者皮肤擦净，整理好患者的上衣，寒冷天气注意保暖	穿上衣不及时；动作不轻柔
	整理用物（5 分）	干纱布擦净电极板上的导电糊，乙醇纱布擦拭消毒，待干，电极板放回原位，备用	电极板未用酒精纱布擦拭；导联线安放凌乱
	洗手记录（5 分）	取手消毒剂，按“六步洗手法”正确顺序洗手，记录签字	洗手顺序颠倒
综合评价	整体素质（5 分）	动作沉着、迅速、手法熟练；操作方法正确，安全；注重人文关怀；熟悉机器性能	—
	时间要求（5 分）	操作时间 3min	—

三、电动洗胃技术

操作流程		技术要点	常见错误
准备	个人准备（4分）	·仪表端庄，着装整洁，洗手，戴口罩	口罩佩戴有缝隙
	物品准备（6分）	·全自动洗胃机装置一套，治疗盘内放：一次性胃管2根、60mL注射器、液状石蜡、纱布、弯盘、压舌板、口垫、镊子、治疗巾、听诊器、胶布、标本瓶、水温计、一次性纸杯、吸水管、手电筒、手套、剪刀、病历、治疗卡、笔、手消毒剂、带刻度塑料桶2个（洗胃桶内放5000～10000mL洗胃液、污物桶），必要时备舌钳、开口器，按顺序合理放置	用物准备不全
评估	病情评估（5分）	·携用物至床旁，核对医嘱及患者床号、姓名、腕带信息，评估患者病情、意识、瞳孔、生命体征；了解患者服用毒物的名称、剂量及时间、途径、呕吐情况及已采取的处理措施；询问既往史，排除洗胃禁忌证等	未核对；对服毒情况了解不详细，沟通不到位
	沟通解释（3分）	·评估患者心理状态及对洗胃的耐受能力、合作程度、知识水平、既往经验等 ·向患者及家属解释洗胃的目的、方法、注意事项及配合要点	解释不到位
	局部情况（3分）	·评估患者有无活动义齿，口、鼻腔皮肤及黏膜有无损伤、炎症或者其他情况	未评估口、鼻腔黏膜
洗胃前	仪器评估（4分）	·接通电源，打开电源和洗胃机开关，检查洗胃机性能，待“进胃结束”时，关闭洗胃机开关，备用	洗胃机模式不正确

续表

操作流程		技术要点	常见错误
洗胃前	备洗胃液（5分）	·按“六步洗手法”的正确顺序洗手 ·根据毒物性质，准备5000～10000mL洗胃液，温度25～38℃	未测量洗胃液温度
	检查管道（5分）	·检查进水管、接胃管和排水管，连接是否紧密，将进水管放入洗胃液桶内，排水管放入污水桶内，接胃管的一端用纱布包好	未检查洗胃机各管道衔接是否紧密
	准备患者（5分）	·协助清醒患者取左侧卧位，昏迷患者去枕平卧，头偏向一侧。打开盖被寻找并暴露剑突。检查是否有义齿并取下，放置口垫，颌下铺一次性治疗巾，置弯盘于患者口角处	患者卧位不舒适
洗胃	测量长度（8分）	·再次核对医嘱与患者；备长2cm(做标记用)及20cm（固定用）的胶布各1条；检查胃管有效期及包装有无破损，打开备用，戴无菌手套，左手取出胃管，右手持胃管前端，测量患者前额发际至剑突距离，并做标记，右手用镊子持胃管前端，左手垫纱布捏住胃管后端测量患者前发际至剑突的距离并做标记，石蜡油倒入纱布，润滑胃管前端约15cm	测量长度时未触摸剑突；测量长度时污染胃管
	插入胃管（10分）	·右手持镊子夹住胃管前端自患者口腔缓缓插入10～15cm时，嘱患者做吞咽动作（昏迷患者用手托头部，使下颌靠近胸骨柄），插入胃管至所需长度，验证胃管在胃内(有胃内容物直接流出或用注射器抽吸胃内容物；自胃管注气，在上腹部听气过水声；胃管末端置于水杯内，无气泡逸出)，遵医嘱留取毒物标本送检，胶布固定	插入胃管长度不适宜；未验证是否在胃内；插胃管时动作不轻柔

续表

操作流程		技术要点	常见错误
洗胃	洗胃过程（10分）	·将胃管末端与洗胃机接胃管处相连接，打开洗胃机开关，反复冲洗，成人每次进液300～500mL，小儿100～200mL。洗胃过程中，密切观察患者生命体征、腹部情况及洗出液的性质、量、颜色、气味，保证洗胃液出入量平衡。（口述）反复洗胃直至流出的液体澄清无味后，在“出胃结束”时停止洗胃，将患者胃管与洗胃管分离，轻压患者上腹部，无液体流出	在“进胃结束”停止洗胃；观察病情不细致
	拔除胃管（7分）	·反折胃管末端，用纱布包裹拔出胃管，边拔边擦，当胃管前端接近咽喉处快速拔出，将胃管盘放于弯盘内	拔除胃管时；未反折胃管末端；洗胃液溅出；胃管未放弯盘
洗胃后	安置患者（5分）	·取出口垫，协助清醒患者漱口，清洁患者口鼻及面部，撤去治疗巾 ·再次核对患者床号、姓名、腕带信息，协助患者取舒适的卧位，昏迷患者取平卧位，头偏向一侧，寒冷天气注意保暖	未协助患者漱口患者卧位不舒适
	整理用物（5分）	·洗胃机用1000mg/L的含氯消毒液冲洗20个循环，再用清水冲洗10个循环，最后空转5个循环后，关闭电源，更换洗胃机各管道后备用。垃圾分类处理	洗胃机被异物阻塞发现不及时
	洗手记录（5分）	·取手消毒剂，按“六步洗手法”的正确顺序洗手；详细记录洗胃液的名称、液量及洗出液的气味、颜色、液量	洗手顺序颠倒
综合评价	整体素质（5分）	·操作熟练，动作轻柔、规范；注重人文关怀；洗胃彻底、有效、安全，无并发症	—

续表

操作流程		技术要点	常见错误
综合评价	操作时间（5 分）	·操作时间 10min	—

四、经口气管插管技术

操作流程		技术要点	常见错误
准备	个人准备（4 分）	·仪表端庄，着装整洁，洗手，戴口罩	口罩佩戴有缝隙
	物品准备（6 分）	·治疗盘内铺无菌治疗巾，内放喉镜、一次性气管导管 2 根、导管芯、牙垫、无菌吸痰管、10mL 注射器、听诊器、弯盘、胶布、简易呼吸器、无菌石蜡油、治疗碗、纱布、手套、剪刀、治疗卡、表、笔、手消毒剂，另备吸痰器、急救药品、医用垃圾桶	用物准备不全
评估	病情评估（5 分）	·携用物至床旁 ·查对床号、姓名、腕带信息，评估患者年龄、性别、意识、生命体征、病情、呼吸道分泌物等 ·根据年龄准备合适的喉镜及气管插管型号（口述）	评估不全；选择气管插管型号不恰当
	沟通解释（5 分）	·根据病情向清醒患者或家属讲解插管的必要性及插管过程中需配合的事项，以取得患者或家属理解与配合	沟通解释不到位
	局部评估（5 分）	·评估患者口腔有无炎症、溃疡，检查并取出义齿	未检查有无义齿
插管前	检查物品（7 分）	·按“六步洗手法”的正确顺序洗手 ·检查导管、注射器、吸痰管的有效期及包装是否完好；检查气管导管气囊是否漏气；安装喉镜，检查灯泡是否明亮、有无松动；将导管芯插入导管内，并弯成 U 形，放于治疗巾内，使所有物品处于备用状态	未检查气囊是否漏气；未检查物品有效期

续表

操作流程		技术要点	常见错误
插管前	准备胶布（3分）	·准备2条长35～40cm、宽1～1.5cm的胶布	胶布长短不合适
插管	清除异物（6分）	·协助患者取侧卧位，清除口鼻、咽喉部的分泌物（头偏向操作者）。必要时吸痰	清理呼吸道分泌物未取侧卧位
	畅通气道（4分）	·协助患者取仰卧位，将枕垫于颈部，头部充分后仰，使口、咽、喉三点呈一直线	畅通气道不到位
	置入喉镜（6分）	·戴手套，操作者站在患者头部，左手持喉镜，右手将患者上、下齿分开，将喉镜叶片沿口腔右颊侧置入，将舌体推向左侧，徐徐向前推进，暴露悬雍垂，继续进入，即可看到会厌，将弯镜片置于会厌和舌根之间的皱襞处，以左手腕为支点向前、向上提，并挑起会厌，充分暴露声门	未戴手套；以牙齿为支点
	插入导管（10分）	·暴露声门后，右手以握笔状持已润滑好的气管导管中端，沿喉镜片右侧弧形斜插口中送入，导管前端对准声门后，轻柔地将导管经声门插入气管。当导管尖端过声门1cm后，及时将管芯拔出，检查管芯有无缺损，继续将导管旋转轻轻下送5cm，小儿2～3cm。其深度距门齿21～24cm（成人）	插管动作不轻柔；气管导管深度不适宜
	验证导管（6分）	·验证导管是否在气管内，连接简易呼吸器，挤压呼吸囊时，听诊两侧呼吸音均匀对称，上腹部无气过水声；如已确认导管插入气管内，向导管气囊内注气5～7mL，立即在气管导管旁塞入牙垫，退出喉镜	气囊内注气量不准确；验证方法不真实
	固定导管（4分）	·左手固定导管和牙垫，右手用长胶布妥善固定	固定时导管滑动；固定不牢固；不美观

续表

操作流程		技术要点	常见错误
插管	辅助通气（4 分）	用吸痰管吸引气道分泌物，必要时接呼吸机辅助呼吸，根据病情调整呼吸模式和参数（口述）	未述吸引气道分泌物
	插管时间（5 分）	从开始插管（打开喉镜）至插管完毕、开始第一次有效气囊通气全过程不超过 20s，每超过 3s 扣 1 分	—
插管后	安置患者（4 分）	将患者头部放平，检查患者口唇有无受压，清理面部污物，告知注意事项	交代注意事项不全面
	整理用物（3 分）	整理病床单位，分类正确处理用物；喉镜清洗干净，消毒备用（口述）	处理用物方法不正确
	洗手记录（3 分）	取手消毒剂，按“六步洗手法”的正确顺序洗手；密切观察并及时记录生命体征变化情况	洗手顺序颠倒
综合评价	整体素质（5 分）	操作熟练、动作轻巧、判断准确、方法正确、一次成功、型号合适	—
	操作时间（5 分）	操作时间 5min	—

五、简易人工呼吸器使用技术

操作流程		技术要点	常见错误
准备	个人准备（4 分）	・仪表端庄，着装整洁，洗手，戴口罩	口罩佩戴有缝隙
	物品准备（6 分）	・治疗盘内放简易呼吸器 1 套（呼吸囊、呼吸活瓣、面罩、衔接管、储氧袋、四头固定带）、吸氧装置一套、治疗碗、纱布、弯盘、剪刀、手消毒剂、笔 ・必要时备口咽通气管	面罩选择不妥当

续表

操作流程		技术要点	常见错误
评估	病情评估（5分）	·携用物至床旁 ·评估患者意识、呼吸形态、缺氧程度、呼吸道是否通畅、有无禁忌证 ·立即通知医生	评估不全面
	沟通解释（5分）	·根据病情解释使用简易呼吸器的目的及必要性，以取得患者或家属理解与配合	解释不到位
	仪器评估（5分）	·正确连接简易呼吸器各部件，检查衔接是否紧密 ·评估简易呼吸器和吸氧装置性能	未连接储氧袋
上机前	清除异物（7分）	·按“六步洗手法”的正确顺序洗手 ·急救者双手四指放面颊部，拇指打开口腔，观察义齿及分泌物情况，有义齿应取出 ·头偏向急救者，急救者手缠纱布，将呼吸道分泌物由外向内清除	清理呼吸道分泌物时体位不当；分泌物清除不彻底
	畅通气道（8分）	·枕下放四头固定带 ·仰面举颏法打开气道：急救者一手置于患者前额，手掌向后下方施力，使头呈后仰位，另一手托起下颌部，使下颌尖与耳垂的连线与地面或床面垂直	开放气道手法不正确；畅通气道不到位
上机	放置面罩（8分）	·安装吸氧装置，与呼吸囊入口处连接 ·氧流量调至8～10L/min，将储氧袋充满 ·面罩覆盖口鼻，扣紧四头固定带，一中指、无名指勾起患者下颌角往上提，拇指、食指分别固定面罩	氧流量太小；四头带固定手法不正确

续表

操作流程		技术要点	常见错误
上机	接呼吸囊（15 分）	·将呼吸囊与面罩连接 ·双手挤压呼吸囊：以每分钟 10 ～ 12 次的频率有规律地反复挤压；两手捏住呼吸囊中间部分，两拇指相对朝内，四指并拢或略分开，双手用力均匀挤压呼吸囊，待呼吸囊重新膨起后开始下一次挤压，应尽量在患者吸气时挤压呼吸囊；对清醒患者边挤压边指导患者“吸……”“呼……”	挤压气囊深度掌握不佳；挤压频率与自主呼吸不同步
	观察病情（5 分）	·挤压呼吸囊过程中密切观察患者生命体征、胸廓起伏、皮肤颜色、听诊呼吸音，监测血氧饱和度（口述）	观察病情不细致
	停呼吸器（7 分）	·若恢复正常呼吸，遵医嘱停用呼吸机辅助呼吸（口述） ·分离面罩、呼吸活瓣，撤除四头固定带，擦净口鼻	爱伤观念不强，动作粗暴
撤机后	安置患者（5 分）	·根据病情取舒适的卧位；寒冷天气注意保暖 ·整理病床单位，关爱患者	患者卧位不舒适
	整理用物（5 分）	·正确处理简易人工呼吸器各部件 ·若单向阀受到呕吐物、分泌物污染时，先用水清洗单向阀，然后快速且用力压缩球体数次，将水与残留物吹出 ·将简易呼吸器各配件依顺序拆开消毒，置入 2% 戊二醛消毒液中浸泡 0.5h，取出后蒸馏水冲洗干净，去除残留的消毒剂，以保持最佳的使用状态（口述）	单向阀被分泌物污染处理不及时
	洗手记录（5 分）	·取手消毒剂，按“六步洗手法”的正确顺序洗手，密切观察生命体征变化情况，记录签字	洗手顺序颠倒

续表

操作流程		技术要点	常见错误
综合评价	整体素质（5分）	·操作熟练、动作敏捷、方法正确、关爱患者 ·熟悉简易呼吸器性能	—
	操作时间（5分）	·操作时间3min	—

六、便携式呼吸机使用技术

操作流程		技术要点	常见错误
准备	个人准备（4分）	·仪表端庄，着装整洁，洗手，戴口罩	口罩佩戴有缝隙
	物品准备（6分）	·便携式呼吸机、氧气筒、氧气表、减压表、扳手、固定头带、面罩、模拟肺、听诊器、螺纹管道、吸痰瓶、可控吸痰管2根、治疗碗、纱布、弯盘、手表、抢救记录单、笔、手消毒剂	—
评估	病情评估（5分）	·携用物至床旁 ·核对床号、姓名、腕带信息，评估患者的年龄、体重、病情和呼吸状态	对呼吸频率、幅度评估不够准确
	沟通解释（5分）	·根据病情向患者或家属讲解使用便携式呼吸机的目的、必要性及注意事项，以取得患者或家属的理解与支持	—
	仪器评估（5分）	·检查呼吸机管路及仪器性能 ·检查安装是否正确：首先检查气源→用气源管连接气瓶与主机，打开气瓶高压开关至最大（旋钮逆时针旋转），然后打开气瓶低压开关至最大（旋钮逆时针旋转）；氧气接头插入侧面板上的“氧气入口”处；螺纹管与侧面板上的“吸气口”相接；螺纹管的另一端与呼吸活瓣相接；呼吸活瓣与面罩或模拟肺相接。其次检查仪器	管路安装错误；衔接部位有漏气

续表

操作流程		技术要点	常见错误
评估	仪器评估（5 分）	性能：检查主机→打开气源，呼吸频率调到 20 次 /min，通气量调到 10L/min，吸氧浓度调至 60%，吸引按钮旋至“断”，把面罩从呼吸阀上取下，用手封住呼吸阀出口，打开通气开关，安全阀放气，气道压力保持在 6kPa 左右，说明安全阀工作正常，压力表指示正常，然后放开呼吸阀出口，观察呼吸机工作情况（如用手表计时，观察呼吸频率），工作正常，通气按钮旋至“断”，即可使用；吸引功能检查→用负压管（绿色）连接集液瓶（有“进”字端）与主机的侧面板上吸引口处，再用一次性可调负压吸痰管连接集液瓶（有“出”字端），吸引时把吸痰管细端对准被吸部位，打开吸引开关，吸出被吸物即可，吸引按钮旋至“断”，关闭电源	管路安装错误；衔接部位有漏气
上机前	打开开关（4 分）	· 按“六步洗手法”的正确顺序洗手 · 先打开氧气筒总开关，再开流量开关，旋转通气按钮到“通”	打开开关顺序颠倒
	调节参数（7 分）	· 根据患者病情选择呼吸频率、每分通气量和氧浓度，旋转按钮调至所需参数 · Shangrila920 呼吸机绿色区域呼吸频率 30 ～ 35 次 /min，潮气量 3 ～ 5L/min；蓝色区域呼吸频率 20 ～ 30 次 /min，潮气量 3.5 ～ 7L/min；棕色区域呼吸频率 10 ～ 20 次 /min，潮气量 7 ～ 20L/min。根据病情调节氧浓度至 100% 或 60%	未根据病情调节正确的参数
	接模拟肺（4 分）	将模拟肺与便携式呼吸机连接，观察呼吸机工作情况，测试运转正常后关闭通气按钮	呼吸机和模拟肺衔接不紧密

续表

操作流程		技术要点	常见错误
上机	清除异物（6分）	·检查并取下假牙，清除口鼻腔及咽喉部分泌物（头偏向操作者）。必要时用吸引器吸出	清理呼吸道分泌物取仰卧位
	连接患者（6分）	·通气按钮旋至“开”，取下模拟肺，连接患者气管插管接头；对有气管插管的患者，连接呼吸机前，听诊双肺呼吸音是否对称，以免气管插管过深或过浅，对患者造成气压伤；经口气管插管的患者，应牢固固定并记录至门齿的距离21～22cm（成人）；如无插管，把面罩与患者连接好，并用四头带固定	气管插管过浅或过深；未听诊双肺呼吸音是否对称
	听呼吸音（6分）	·通气过程中观察气道压力，听诊双肺呼吸音 ·及时发现异常情况，以便及时调整。如气道压力过高→气道压力表指示在6.0kPa左右，安全阀发出蜂鸣声，首先检查气道阻力，必要时调小流量，同时检查呼吸阀功能；气道压力过低→检查气道管路连接部位是否漏气，同样检查呼吸阀功能	通气过程中未及时发现病情变化
	吸分泌物（5分）	·吸痰前先吸纯氧2min，把通气开关旋至“断”，把吸引开关旋至“通”再进行吸痰（口述）	未述及时清除呼吸道分泌物
	观察病情（6分）	·通气过程中观察患者的面色、甲床、口唇的色泽；测量血氧饱和度；观察呼吸机运转情况，根据病情变化及时调整呼吸机参数，做好记录（口述）	呼吸机通气过程中未观察病情
	停呼吸机（6分）	·遵医嘱停用呼吸机，准备好吸氧用物，分离呼吸机与患者接头处，为患者吸氧（口述） ·根据病情调节氧流量，为患者吸氧后，先关呼吸机氧气筒总开关，再关流量开关，记录停机时间	未记录停机时间

续表

操作流程		技术要点	常见错误
撤机	安置患者（5分）	·根据病情取合适的卧位，告知患者或家属请勿自行调整呼吸机参数，寒冷天气注意保暖	患者卧位不舒适
	整理用物（5分）	·整理病床单位，分类处理用物	处理用物方法不正确
	洗手记录（5分）	·取手消毒剂，按“六步洗手法”的正确顺序洗手；密切观察并及时记录呼吸机使用参数和生命体征变化情况	洗手顺序颠倒
综合评价	整体素质（5分）	·操作熟练、动作轻巧、沟通有效、注重人文关怀、熟悉机器性能	—
	操作时间（5分）	·操作时间4min	—

七、床旁心电图技术

操作流程		技术要点	常见错误
准备	个人准备（4分）	·仪表端庄，着装整洁，洗手，戴口罩	口罩佩戴有缝隙
	物品准备（6分）	·心电图机、干纱布、治疗碗（内盛生理盐水）、杯子（内盛毛刷）、治疗卡、弯盘、病历、笔、手消毒剂	准备用物不全
评估	病情评估（5分）	·携用物至床旁 ·携用物至床旁，核对医嘱及患者床号、姓名、腕带信息，评估患者病情、意识、生命体征，了解患者胸部不适出现的时间、部位和性质，询问患者有无心脏病史	评估不全面
	沟通解释（3分）	·向患者或家属解释做心电图的目的、方法、注意事项及配合要点 ·叮嘱患者做心电图时平静躺在床上，肢体放松，呼吸平稳，向患者解释此项检查对人体无害，也无痛苦，以消除紧张情绪，去除患者身上的金属及导电物品	解释不到位；未去除患者身上的金属及导电物品

续表

操作流程		技术要点	常见错误
评估	局部评估（3 分）	·评估患者胸部和肢体导联放置部位皮肤有无炎症、破损或其他情况	未评估导联放置部位皮肤情况
	仪器评估（4 分）	·开机前，检查地线接地是否正确，电源线、电极连接是否良好；检查所有与患者相连的导线接插是否牢固、电池量是否充足、是否装有足够的记录纸	未检查心电图机电量和记录纸是否足够
描记前	打开电源（5 分）	·按“六步洗手法”正确洗手 ·接通电源及地线，打开电源开关，加热机件	将交流电电源线与主机连接，然后打开电源开关
	准备皮肤（10 分）	·屏风遮挡，再次核对医嘱及患者 ·充分准备患者皮肤，如放置电极部位的皮肤有污垢或毛发过多，应用纱布清洁皮肤或剃毛，然后在两手腕屈侧关节上约 3cm、两内踝关节上约 10cm 及胸部电极放置部位涂抹生理盐水或导电胶	未用屏风遮挡；皮肤污垢处理不彻底；生理盐水或导电胶涂抹不均匀
描图	安放电极（20 分）	·将肢体电极夹在患者四肢柔软部位，将导电部位紧贴皮肤→右上肢（红）、左上肢（黄）、左下肢（绿）、右下肢（黑）。安放胸部电极→ V_1：胸骨右缘第四肋间；V_2：胸骨左缘第四肋间；V_3：V_2 与 V_4 连线的中点；V_4：左锁骨中线第 5 肋间；V_5：左腋前线 V_4 水平；V_6：左腋中线 V_4 水平；V_7：左腋后线 V_4 水平；V_8：左肩胛角线 V_4 水平；V_9：脊椎左缘 V_4 水平；V_{3R}:V_1 和 V_4 连线的中点；V_{4R}: 右锁骨中线第五肋间；V_{5R}：右腋前线 V_{4R} 水平。女性乳房下垂者，应托起乳房，将 V_3、V_4、V_5 电极安置在乳房下缘胸壁上，而不应该安置在乳房上；描记 V_7、V_8、V_9 导联心电图时，必须取仰卧位，而不应该在侧卧位时描记心电图，因此背部的电极最好用扁平的吸杯电极或临时贴一次性心电监护电极，接上连接导线来替代	电极安放位置不准确

续表

操作流程		技术要点	常见错误
描图	做心电图（10分）	·依次按交流、滤波、自动、开始键 ·波幅调至X1, 振幅调至25mV, 若为自动分析心电图机，依次按滤波、自动、开始键；用手动方式记录心电图时，要先打标准电压，每次切换导联后，必须等到基线稳定后再启动记录纸，每个导联记录的长度不应少于3～4个完整的心动周期 ·心电图描记时注意观察患者的病情变化	用手动方式记录心电图时，未打标准电压
	收好导线（5分）	·心电图描记完毕，取下心电图电极，关闭电源开关，将导连线盘放整齐	导连线放置凌乱
描记后	安置患者（5分）	·用干纱布擦净患者身上的生理盐水或导电胶，协助患者穿好衣服，取舒适卧位，寒冷天气注意保暖	未擦净患者皮肤
	整理用物（5分）	·再次核对医嘱及患者，向患者交代注意事项，整理病床单位；用正确的方法清洗心电图电极（口述） ·每天做完心电图后必须洗净电极。用铜合金制成的电极，如发现有锈斑，可用细砂纸擦掉后，再用生理盐水浸泡一夜，使电极表面形成电化性能稳定的薄膜，镀银的电极用水洗净即可，使用时应避免擦伤镀银层；电缆的芯线或屏蔽层容易损坏，尤其是靠近两端的插头处，因此使用时切忌用力牵拉或扭转，收藏时应盘成直径较大的圆盘或悬挂放置，避免锐角折叠	未清洗电极
	洗手记录（5分）	·取手消毒剂，按“六步洗手法”的正确顺序洗手；然后在心电图描记单上记录患者的姓名、性别、年龄；手动心电图机应标明导联	洗手顺序颠倒；心电图描记单未记录患者的资料
综合评价	整体素质（5分）	·操作熟练，动作轻巧，步骤正确，有效沟通，注重人文关怀	—
	操作时间（5分）	·操作时间5min	—